À lire

avant d'être

aide-soignant

en maternité

gynécologie

MARTIN STERLING

Table des matières

Chapitre 1 : Présentation du Service de Maternité-Gynécologie — 13

Historique et évolution du service — 14

Organisation structurelle du service — 16

Équipe pluridisciplinaire et rôles de chacun — 22

- Gynécologues-obstétriciens — 22
- Sages-femmes — 25
- Infirmières — 29
- Aides-soignants — 33

Les principales pathologies rencontrées — 37

Chapitre 2 : Le Rôle de l'Aide-Soignant en Maternité SOUS LA SURVEILLANCE DE L'INFIRMIÈRE — 45

Accompagnement prénatal — 46

- Surveillance des signes vitaux — 46

- Préparation aux examens 51
- Éducation à la santé 58

Assistance lors de l'accouchement 66
- Préparation de la salle 66
- Collaboration interprofessionnelle 73

Soins postnataux 79
- Surveillance post-partum 79
- Soins au nouveau-né 86
- Promotion de l'allaitement 94

Chapitre 3 : Le Rôle de l'Aide-Soignant en Gynécologie SOUS LA SURVEILLANCE DE L'INFIRMIÈRE 101

Soins préopératoires 102
- Préparation physique 102
- Préparation psychologique 108
- Gestion des risques 115

Soins postopératoires 121
- Surveillance clinique 121
- Gestion de la douleur 127
- Mobilisation précoce 134

Éducation thérapeutique de la patiente 140

- Conseils post-opératoires — 140
- Prévention — 146

Chapitre 4 : Les Compétences Techniques de l'Aide-Soignant SOUS LA SURVEILLANCE DE L'INFIRMIÈRE — 155

Maîtrise des gestes techniques spécifiques — 156

- Prélèvements — 156
- Pose de dispositifs médicaux — 162
- Utilisation du matériel — 170

Entretien et stérilisation du matériel — 175

Assurer la sécurité des patientes en prévenant les infections nosocomiales. — 175

- Protocoles de désinfection — 175
- Gestion des déchets — 181

Chapitre 5 : Prévention et Promotion de la Santé — 189

Programmes de prévention maternelle et infantile — 190

- Suivi de la grossesse — 190
- Vaccinations — 195
- Dépistage néonatal — 202

Santé reproductive et sexuelle — 209

- Conseil en contraception — 209
- Prévention des IST — 220
- Dépistage des cancers — 227

Chapitre 6 : Les Urgences en Maternité-Gynécologie — 235

Reconnaissance des situations d'urgence — 236

- Signes d'alerte — 236
- Protocoles d'urgence — 242

Rôle de l'aide-soignant lors des urgences obstétricales — 249

- Préparation du matériel d'urgence — 249
- Soutien à la patiente et à la famille — 255

Chapitre 7 : Prévention des Infections et Hygiène Hospitalière — 263

Protocoles de prévention des infections — 264

- Hygiène des mains — 264
- Tenue professionnelle — 270

Gestion des infections nosocomiales — 279

- Surveillance épidémiologique — 279
- Mesures d'isolement — 287

Chapitre 8 : Nutrition et Diététique en Maternité-Gynécologie — 295

Besoins nutritionnels spécifiques — 296
- Grossesse — 296
- Allaitement — 305

Rôle de l'aide-soignant dans l'éducation nutritionnelle — 313
- Conseils alimentaires — 313
- Surveillance de l'état nutritionnel — 320

Chapitre 9 : Sécurité des Patients et Gestion des Risques — 329

Principes de la sécurité des patients — 330
- Événements indésirables — 330
- Culture de sécurité — 337

Rôle de l'aide-soignant dans la gestion des risques — 344
- Vigilance — 344
- Communication des incidents — 351

Conclusion : Perspectives d'Évolution Professionnelle — 361

Formations complémentaires et spécialisations 362
- Diplômes universitaires 362
- Certifications spécifiques 369

Opportunités de carrière 375
- Évolution vers des postes de référent 375
- Participation à des projets de recherche 384

Rôle de l'aide-soignant dans le futur de la maternité-gynécologie 389
- Innovation technologique 389
- Approche centrée sur la patiente 398

« Le service de maternité-gynécologie est le berceau de la vie, où chaque naissance est un miracle et chaque aide-soignant est un pilier essentiel dans ce voyage vers la maternité. »

Chapitre 1

Présentation du Service de Maternité-Gynécologie

Historique et évolution du service

Le service de maternité-gynécologie est un pilier fondamental du système de santé, reflétant l'évolution des connaissances médicales, des technologies et des valeurs sociétales liées à la santé des femmes. Son histoire est riche et témoigne des progrès accomplis pour assurer le bien-être maternel et infantile.

Aux origines, l'accouchement était un événement domestique, entouré de pratiques traditionnelles et souvent assisté par des sages-femmes empiriques dont le savoir se transmettait oralement. Les soins gynécologiques étaient limités, et les femmes souffraient fréquemment de complications non traitées en raison du manque de connaissances médicales et de tabous culturels entourant la santé reproductive.

Avec le XIXe siècle est venue la révolution médicale. Les découvertes en anatomie, en microbiologie et en hygiène ont radicalement changé la pratique obstétricale. L'introduction de l'asepsie par Semmelweis a permis de réduire drastiquement la mortalité maternelle due à la fièvre puerpérale. Les hôpitaux ont commencé à ouvrir des services dédiés à la maternité, offrant un environnement plus sûr pour l'accouchement grâce à la disponibilité de soins médicaux et chirurgicaux en cas de complications.

Le XXe siècle a vu une accélération des progrès. La découverte des antibiotiques, le développement de la transfusion sanguine et l'amélioration des techniques chirurgicales ont permis de gérer efficacement les complications obstétricales autrefois fatales. Les avancées en anesthésie ont rendu possible les césariennes sous anesthésie générale, puis péridurale, offrant de nouvelles options pour l'accouchement.

Parallèlement, la gynécologie a évolué en tant que spécialité, s'attaquant aux maladies spécifiques aux femmes telles que les cancers gynécologiques, les infections et les troubles hormonaux. Les programmes de dépistage, comme le frottis cervico-utérin pour le cancer du col de l'utérus, ont été mis en place, améliorant la prévention et le traitement précoces.

La seconde moitié du XXe siècle a également été marquée par des changements sociaux profonds. La reconnaissance des droits des femmes, y compris le contrôle de leur fertilité, a conduit à la légalisation de la contraception et de l'interruption volontaire de grossesse dans de nombreux pays. Le service de maternité-gynécologie a dû s'adapter pour offrir ces services en respectant les choix individuels et en garantissant la confidentialité.

Les technologies de reproduction assistée, comme la fécondation in vitro, ont ouvert de nouvelles perspectives pour les couples confrontés à l'infertilité. Ces avancées ont élargi le champ d'action du service, nécessitant une expertise multidisciplinaire et une formation continue du personnel.

Dans ce contexte en constante évolution, le rôle de l'aide-soignant s'est considérablement développé. Initialement centré sur le soutien aux infirmières et aux sages-femmes, l'aide-soignant en maternité-gynécologie est devenu un acteur clé du parcours de soins. Sa formation s'est enrichie pour inclure des compétences spécifiques, telles que l'assistance lors des examens gynécologiques, la préparation des patientes aux interventions et la surveillance post-partum.

Le début du XXIe siècle a vu l'émergence de la notion de soins centrés sur la patiente. Le respect de l'autonomie, la prise en compte des préférences individuelles et l'amélioration de l'expérience hospitalière sont devenus des objectifs majeurs. Les aides-soignants, en première ligne du contact avec les patientes, jouent un rôle crucial dans cette approche humaniste. Leur capacité à établir une relation de confiance, à communiquer efficacement et à offrir un soutien émotionnel est essentielle pour répondre aux attentes des femmes et de leurs familles.

Les avancées technologiques continuent d'influencer le service. L'échographie 3D, le monitoring fœtal sophistiqué et la chirurgie mini-invasive améliorent la qualité des soins mais exigent également une adaptation du personnel. Les aides-soignants doivent maîtriser ces nouveaux outils, comprendre leurs implications et participer à la formation des patientes.

Aujourd'hui, le service de maternité-gynécologie est un environnement complexe qui combine haute technicité et humanité. Les défis actuels incluent la gestion des grossesses à risque, l'accompagnement des patientes atteintes de pathologies chroniques, et la prise en charge des aspects psychologiques liés à la maternité, tels que la dépression post-partum.

L'aide-soignant occupe une place stratégique dans cette dynamique. Son rôle dépasse les tâches techniques pour englober l'éducation à la santé, la prévention, et le soutien psychologique. En collaboration avec les autres membres de l'équipe soignante, il contribue à une prise en charge globale et personnalisée.

Organisation structurelle du service

Le service de maternité-gynécologie est une structure complexe et organisée qui vise à offrir des soins de haute qualité aux patientes à chaque étape de leur parcours de santé reproductive. Comprendre cette organisation est essentiel pour l'aide-soignant, car cela facilite la collaboration interprofessionnelle et permet d'optimiser la prise en charge globale des patientes.

Au cœur du service se trouve une hiérarchie médicale et paramédicale conçue pour assurer une communication efficace et une coordination optimale des soins. Le service est généralement dirigé par un chef de service, souvent un gynécologue-obstétricien expérimenté, qui est responsable de l'orientation stratégique, de la supervision des pratiques cliniques et de la conformité aux normes réglementaires.

Le service se divise en plusieurs unités spécialisées pour répondre aux différents besoins des patientes :

1. Unité de Gynécologie

Cette unité s'occupe des patientes présentant des pathologies gynécologiques. Elle comprend des secteurs dédiés aux consultations externes, aux explorations fonctionnelles et aux interventions chirurgicales.

- *Consultations externes* : Les patientes y sont reçues pour des bilans, des suivis de pathologies chroniques ou des consultations préopératoires.
- *Bloc opératoire gynécologique* : Équipé pour réaliser des interventions chirurgicales allant de la chirurgie ambulatoire aux opérations plus complexes nécessitant une hospitalisation.
- *Hospitalisation gynécologique* : Les chambres sont aménagées pour accueillir les patientes avant et après les interventions, avec un personnel formé aux soins spécifiques postopératoires.

2. Unité de Maternité

Cette unité est dédiée à la prise en charge des femmes enceintes, de la consultation prénatale à l'accouchement et au suivi post-partum.

- *Consultations prénatales* : Les sages-femmes et les obstétriciens y assurent le suivi des grossesses, la surveillance des pathologies gestationnelles et l'éducation prénatale.
- *Salle de naissance* : Équipée pour les accouchements physiologiques et les situations d'urgence obstétricale. Chaque salle est dotée de matériel de monitoring fœtal, de réanimation néonatale et d'équipements pour le confort de la parturiente.

- *Service de suites de couches* : Les mères et les nouveau-nés y sont accueillis après l'accouchement pour le suivi postnatal, l'accompagnement à l'allaitement et les soins néonatals de base.

3. Unité de Néonatologie

Cette unité est spécialisée dans les soins aux nouveau-nés nécessitant une surveillance particulière, tels que les prématurés ou les nourrissons présentant des complications à la naissance.

- *Service de soins intensifs néonatals* : Équipé d'incubateurs, de systèmes de ventilation assistée et de dispositifs de monitoring avancés.
- *Unité Kangourou* : Encourage le contact peau à peau entre la mère et l'enfant pour favoriser le développement du lien maternel et la stabilisation des fonctions vitales du nourrisson.

4. Unité des Urgences Gynécologiques et Obstétricales

Fonctionne 24 heures sur 24 pour répondre aux situations imprévues nécessitant une intervention rapide.

- *Salle d'examen d'urgence* : Permet une évaluation immédiate de la patiente par une équipe spécialisée.
- *Bloc opératoire d'urgence* : Prêt à être utilisé pour les césariennes en urgence ou autres interventions critiques.

5. Unité de Procréation Médicalement Assistée (PMA)

Dans les établissements qui le proposent, cette unité accompagne les couples confrontés à des problèmes de fertilité.

- *Laboratoire de fécondation in vitro* : Équipé pour les procédures de PMA, avec un personnel hautement qualifié en embryologie.
- *Consultations spécialisées* : Offre un soutien psychologique et des conseils tout au long du processus.

6. Équipe Pluridisciplinaire

Le fonctionnement harmonieux du service repose sur une équipe pluridisciplinaire où chaque professionnel joue un rôle spécifique tout en collaborant étroitement avec les autres.

- *Gynécologues-obstétriciens* : Assurent les diagnostics, les traitements médicaux et chirurgicaux, supervisent les accouchements compliqués et les interventions gynécologiques.
- *Sages-femmes* : Spécialisées dans le suivi des grossesses normales, la préparation à la naissance, les accouchements physiologiques et le suivi postnatal.
- *Infirmières* : Chargées des soins techniques, de l'administration des traitements, de la surveillance clinique et du soutien aux patientes.
- *Aides-soignants* : Fournissent des soins de base, assurent le confort des patientes, participent à la surveillance des signes cliniques et soutiennent l'équipe infirmière.
- *Auxiliaires de puériculture* : Spécialisées dans les soins aux nouveau-nés, elles accompagnent les parents dans l'apprentissage des soins de base.
- *Psychologues* : Offrent un soutien émotionnel aux patientes confrontées à des situations difficiles telles que les grossesses à risque, le deuil périnatal ou les diagnostics préoccupants.
- *Assistantes sociales* : Aident les patientes à gérer les aspects socio-économiques liés à leur santé, comme les congés maternité, les allocations ou les problèmes d'hébergement.
- *Personnel administratif* : Gère les dossiers médicaux, les admissions, les plannings et assure le lien avec les autres services de l'établissement.

7. Coordination et Communication Interservices

La complexité du service nécessite une coordination efficace pour assurer une prise en charge fluide des patientes.

- *Réunions de staff* : Régulières, elles permettent de discuter des cas complexes, de planifier les interventions et de mettre à jour les protocoles.
- *Protocoles et procédures* : Des documents clairs et accessibles à tous garantissent la standardisation des pratiques et la sécurité des soins.
- *Systèmes d'information* : L'utilisation de dossiers patients informatisés facilite le partage des informations et la continuité des soins.

8. Formation et Recherche

Le service de maternité-gynécologie est souvent associé à des activités d'enseignement et de recherche.

- *Formation continue* : Les professionnels sont encouragés à participer à des formations pour maintenir et développer leurs compétences.
- *Encadrement des étudiants* : Les stagiaires en médecine, en soins infirmiers et en aide-soignant sont accueillis et supervisés par le personnel expérimenté.
- *Projets de recherche* : Participation à des études cliniques pour améliorer les pratiques et contribuer à l'avancement médical.

9. Infrastructure et Équipements

Les installations matérielles du service sont conçues pour répondre aux besoins spécifiques des patientes et du personnel.

- *Chambres individuelles ou doubles* : Équipées pour le confort et la sécurité, avec des dispositifs d'appel infirmier, des lits médicalisés et des espaces pour les accompagnants.
- *Salles d'examen et de soins* : Dotées de matériel moderne pour les diagnostics et les traitements.
- *Espaces de détente* : Pour les patientes et les familles, favorisant une atmosphère apaisante.

- *Zones de stérilisation* : Assurent la disponibilité du matériel médical aseptisé, essentiel pour prévenir les infections.

10. Protocoles de Qualité et de Sécurité

La qualité des soins et la sécurité des patientes sont des priorités absolues.

- *Accréditations* : Le service est soumis à des normes strictes et des audits réguliers pour maintenir les standards de qualité.
- *Gestion des risques* : Des procédures sont en place pour identifier et gérer les incidents ou les erreurs potentielles.
- *Programmes d'amélioration continue* : Les retours d'expérience sont utilisés pour perfectionner les pratiques et les processus.

11. Relation avec les Services Externes

Le service de maternité-gynécologie collabore avec d'autres services pour assurer une prise en charge globale.

- *Pédiatrie* : Pour le suivi des nouveau-nés après la sortie de la maternité.
- *Anesthésie-réanimation* : Indispensable pour les interventions chirurgicales et la gestion de la douleur.
- *Radiologie et Imagerie Médicale* : Pour les échographies, les mammographies et autres examens diagnostiques.
- *Laboratoire d'analyses médicales* : Fournit les résultats des tests essentiels pour le diagnostic et le suivi.

12. Rôle de l'Aide-Soignant dans cette Organisation

L'aide-soignant est un maillon essentiel de cette structure complexe.

- *Polyvalence* : Intervient dans différents secteurs, ce qui nécessite une adaptabilité et une compréhension globale du service.
- *Communication* : Sert de lien entre les patientes et les autres membres de l'équipe, transmettant les informations pertinentes.
- *Participation aux soins* : Contribue aux soins quotidiens, à la surveillance des signes cliniques et au bien-être des patientes.
- *Engagement dans les projets de service* : Peut être impliqué dans des initiatives d'amélioration de la qualité, de formation ou de recherche.

Équipe pluridisciplinaire et rôles de chacun

- **Gynécologues-obstétriciens** : responsables des diagnostics et interventions médicales.

Les gynécologues-obstétriciens occupent une position centrale au sein du service de maternité-gynécologie, agissant en tant que piliers médicaux pour la santé reproductive des femmes. Leur rôle est à la fois vaste et profond, englobant le diagnostic, le traitement et la prévention des maladies gynécologiques, ainsi que la gestion complète de la grossesse, de l'accouchement et du post-partum.

En matière de diagnostic, les gynécologues-obstétriciens sont les experts qui évaluent les signes cliniques présentés par les patientes. Ils réalisent des consultations approfondies, où l'écoute attentive de l'histoire médicale et l'examen physique détaillé sont essentiels pour identifier les affections éventuelles. Ils interprètent les résultats des examens complémentaires, tels que les analyses sanguines, les échographies, les mammographies et autres imageries médicales, pour établir un diagnostic précis.

Dans le domaine des interventions médicales, leur expertise couvre un large spectre de procédures. En gynécologie, ils effectuent des interventions allant des traitements médicaux pour les infections ou les troubles hormonaux aux chirurgies complexes pour les pathologies telles que les fibromes utérins, l'endométriose ou les cancers gynécologiques. Ils maîtrisent des techniques chirurgicales avancées, y compris la laparoscopie et la chirurgie robotique, qui permettent des interventions moins invasives et une récupération plus rapide pour les patientes.

En obstétrique, les gynécologues-obstétriciens assurent le suivi des grossesses, qu'elles soient à faible ou à haut risque. Ils surveillent le développement fœtal, dépistent les anomalies congénitales et gèrent les complications potentielles telles que le diabète gestationnel, la prééclampsie ou les grossesses multiples. Leur rôle est crucial lors de l'accouchement, où ils interviennent pour assurer la sécurité de la mère et de l'enfant, que ce soit lors d'un accouchement par voie basse ou d'une césarienne. Ils sont également formés pour gérer les urgences obstétricales, telles que les hémorragies post-partum ou les dystocies, nécessitant une intervention rapide et efficace.

Au-delà des aspects techniques, les gynécologues-obstétriciens jouent un rôle clé dans la relation avec les patientes. Ils fournissent des informations claires et complètes sur les options de traitement, les risques et les bénéfices associés, favorisant ainsi un processus de décision partagé. Leur approche doit être empreinte de compassion et de respect, notamment lorsqu'il s'agit de sujets sensibles comme l'infertilité, les fausses couches ou les maladies graves.

Dans le cadre de l'équipe pluridisciplinaire, les gynécologues-obstétriciens collaborent étroitement avec les sages-femmes, les infirmières, les aides-soignants et les autres professionnels de santé. Leur leadership médical est essentiel pour coordonner les soins, définir les protocoles et assurer une prise en charge cohérente des patientes. Ils animent souvent des réunions cliniques, participent à l'élaboration de programmes de formation et contribuent à la mise en place de projets d'amélioration de la qualité des soins.

Pour l'aide-soignant, comprendre le rôle du gynécologue-obstétricien est fondamental pour assurer une collaboration efficace. En assistant aux consultations ou aux interventions, l'aide-soignant veille à la préparation du matériel nécessaire, à l'installation confortable de la patiente et au respect des protocoles d'hygiène et de sécurité. Il peut être amené à observer des signes cliniques importants et à les rapporter au médecin, contribuant ainsi à la surveillance globale de la patiente.

L'aide-soignant joue également un rôle dans la continuité des soins après l'intervention du gynécologue-obstétricien. Il participe aux soins postopératoires, aide à la mobilisation précoce des patientes, surveille les pansements et les drains, et assure le confort général. Sa proximité avec les patientes lui permet de recueillir des informations précieuses sur leur état physique et psychologique, qu'il peut transmettre à l'équipe médicale pour ajuster les soins si nécessaire.

Les gynécologues-obstétriciens sont souvent impliqués dans la recherche clinique et l'enseignement. Ils participent à des études visant à améliorer les pratiques médicales et à développer de nouveaux traitements. Ils encadrent également les internes en médecine et les étudiants, contribuant à la formation de la prochaine génération de professionnels de santé. L'aide-soignant peut bénéficier de cette dynamique en participant à des formations continues et en restant informé des avancées dans le domaine.

En termes d'éthique et de législation, les gynécologues-obstétriciens doivent respecter des principes déontologiques stricts. Ils sont tenus au secret médical, doivent obtenir le consentement éclairé des patientes pour toute intervention et respecter leur autonomie et leurs choix. Ils jouent un rôle important dans la défense des droits des femmes en matière de santé reproductive, en fournissant des soins adaptés et en sensibilisant sur des questions telles que la contraception, les infections sexuellement transmissibles et le dépistage des cancers gynécologiques.

Les défis auxquels sont confrontés les gynécologues-obstétriciens sont nombreux. Ils doivent s'adapter aux avancées technologiques, aux évolutions des protocoles cliniques et aux attentes croissantes des patientes en matière de qualité et de personnalisation des soins. Ils sont également confrontés à des situations émotionnellement difficiles, comme l'annonce de diagnostics graves ou la gestion des complications périnatales.

Pour soutenir les gynécologues-obstétriciens dans leur mission, l'aide-soignant doit développer une compréhension approfondie de leurs responsabilités et de leurs besoins. Cela implique une formation continue, une communication ouverte et une volonté de collaborer activement. En travaillant en synergie, ils peuvent améliorer l'efficacité des soins, la satisfaction des patientes et contribuer à un environnement de travail positif et stimulant.

- **Sages-femmes** : spécialistes de la grossesse normale et de l'accouchement.

Les sages-femmes occupent une place centrale et privilégiée dans le domaine de la maternité-gynécologie. En tant que spécialistes de la grossesse normale et de l'accouchement, elles sont les gardiennes du bien-être maternel et fœtal tout au long du parcours périnatal. Leur rôle, riche et multidimensionnel, s'étend de la surveillance prénatale à l'accompagnement postnatal, en passant par le soutien émotionnel et l'éducation à la parentalité.

Dès le début de la grossesse, les sages-femmes sont les premières interlocutrices des femmes enceintes. Elles assurent le suivi prénatal en réalisant des consultations régulières qui visent à surveiller le déroulement physiologique de la gestation. Lors de ces consultations, elles effectuent des examens cliniques approfondis, tels que la mesure de la hauteur utérine, l'écoute des bruits du cœur fœtal et l'évaluation de la croissance fœtale. Elles prescrivent et interprètent également les examens complémentaires nécessaires, comme les analyses sanguines et les échographies.

Leur approche est holistique, prenant en compte non seulement les aspects médicaux, mais aussi les dimensions psychologiques et sociales de la grossesse. Elles prodiguent des conseils personnalisés sur la nutrition, l'activité physique, la gestion du stress et les habitudes de vie saine. Elles identifient les facteurs de risque pouvant affecter la santé de la mère ou du fœtus et orientent, si nécessaire, les patientes vers des spécialistes pour une prise en charge adaptée.

Les sages-femmes jouent un rôle clé dans la préparation à la naissance et à la parentalité. Elles organisent et animent des séances collectives ou individuelles d'éducation prénatale, où elles abordent des thèmes essentiels tels que le déroulement de l'accouchement, les techniques de respiration et de relaxation, l'allaitement maternel et les soins au nouveau-né. Ces séances visent à informer, rassurer et autonomiser les futurs parents, en renforçant leur confiance en leurs capacités.

Au moment de l'accouchement, les sages-femmes sont en première ligne pour accompagner les femmes dans ce moment crucial. Elles supervisent le travail en surveillant les contractions, la dilatation du col utérin et le bien-être fœtal à travers le monitoring. Leur expertise leur permet de distinguer le déroulement normal du travail des situations nécessitant une intervention médicale. Elles encouragent les femmes à adopter des positions favorables à la progression du travail, proposent des méthodes non pharmacologiques de gestion de la douleur, comme le massage, l'hydrothérapie ou l'acupuncture, et soutiennent les choix des patientes concernant l'analgésie.

Pendant l'accouchement, les sages-femmes assistent la femme dans l'expulsion du fœtus, veillant à la sécurité de la mère et de l'enfant. Elles pratiquent les gestes techniques nécessaires, tels que la protection du périnée, la réception du nouveau-né et la réalisation des premiers soins néonatals. Elles évaluent l'état du nourrisson en utilisant le score d'Apgar, assurent le maintien de la température corporelle et favorisent le contact peau à peau immédiat pour renforcer le lien d'attachement et initier l'allaitement.

En cas de complications ou de signes de pathologie, les sages-femmes travaillent en étroite collaboration avec les gynécologues-obstétriciens et les anesthésistes pour assurer une prise en charge rapide et adaptée. Leur capacité à détecter précocement les anomalies est cruciale pour prévenir les risques et assurer la sécurité des patientes.

Après la naissance, les sages-femmes continuent d'accompagner les mères et les nouveau-nés durant le post-partum. Elles surveillent la récupération physique de la femme, notamment la régression utérine, les lochies et la cicatrisation éventuelle des plaies. Elles apportent un soutien précieux en matière d'allaitement, aidant à résoudre les difficultés de mise au sein, à prévenir les engorgements ou les mastites, et en fournissant des conseils pour une alimentation adaptée aux besoins du nourrisson.

Leur rôle s'étend également à la santé psychologique des mères. Elles sont attentives aux signes de dépression post-partum ou de détresse émotionnelle, offrant une écoute bienveillante et orientant vers des professionnels spécialisés si nécessaire. Elles sensibilisent les familles à l'importance du soutien social et du partage des responsabilités parentales.

Les sages-femmes sont des professionnelles autonomes, habilitées à prescrire certains médicaments et examens, et à réaliser des actes techniques spécifiques. Leur formation approfondie en physiologie de la reproduction et en pathologie obstétricale leur confère une expertise unique. Elles sont garantes du respect des processus naturels de la naissance, tout en assurant une vigilance constante pour intervenir en cas de besoin.

Dans le cadre de l'équipe pluridisciplinaire, les sages-femmes collaborent étroitement avec les aides-soignants, les infirmières, les gynécologues-obstétriciens, les anesthésistes, les pédiatres et les psychologues. Cette collaboration repose sur une communication fluide, une confiance mutuelle et une compréhension claire des rôles de chacun. Les aides-soignants soutiennent les sages-femmes en participant aux soins de confort, en préparant le matériel, en assurant l'hygiène des lieux et en veillant au bien-être des patientes.

Pour l'aide-soignant, travailler aux côtés des sages-femmes offre une opportunité d'apprentissage et de développement professionnel. En observant leur pratique, l'aide-soignant peut approfondir sa compréhension des processus physiologiques de la grossesse et de l'accouchement, et améliorer ses compétences en matière de surveillance clinique et de communication avec les patientes.

Les sages-femmes jouent également un rôle important en gynécologie préventive. Elles réalisent des consultations de contraception, prescrivent et posent des dispositifs intra-utérins ou des implants contraceptifs, et effectuent des frottis cervico-utérins pour le dépistage du cancer du col de l'utérus. Elles sensibilisent les femmes aux questions de santé sexuelle, de dépistage des infections sexuellement transmissibles et de prévention des violences.

Leur engagement dans la promotion de la santé se manifeste par des actions d'éducation et de prévention auprès de diverses populations, y compris les adolescents, les femmes en situation de vulnérabilité ou les communautés marginalisées. Elles participent à des programmes de santé publique visant à réduire les inégalités en matière de santé reproductive.

Les sages-femmes sont également impliquées dans la formation et la recherche. Elles encadrent les étudiantes sages-femmes, partagent leur expertise et transmettent les valeurs de la profession. Elles contribuent à la recherche clinique en participant à des études visant à améliorer les pratiques obstétricales, à promouvoir des soins basés sur les preuves et à innover dans les approches de prise en charge.

Sur le plan éthique, les sages-femmes adhèrent à des principes déontologiques stricts. Elles respectent le secret professionnel, défendent le droit des femmes à l'information et à l'autonomie décisionnelle, et agissent dans l'intérêt supérieur de la mère et de l'enfant. Elles sont attentives aux dimensions culturelles et sociales, adaptant leurs soins pour respecter les croyances et les valeurs des patientes.

Face aux défis contemporains, tels que l'augmentation des grossesses à risque, la médicalisation croissante de la naissance ou les pressions institutionnelles, les sages-femmes militent pour préserver la dimension humaine et naturelle de la maternité. Elles promeuvent des pratiques respectueuses de la physiologie, soutiennent les approches alternatives comme les maisons de naissance ou les accouchements à domicile encadrés, et encouragent l'empowerment des femmes.

Pour l'aide-soignant, comprendre le rôle des sages-femmes est essentiel pour assurer une collaboration harmonieuse et efficace. En intégrant cette compréhension, l'aide-soignant peut mieux anticiper les besoins, adapter son intervention et contribuer activement à la qualité des soins. Cela implique une communication ouverte, une attitude proactive et une volonté d'apprentissage continu.

- **Infirmières** : assurent les soins techniques et la surveillance médicale.

Les infirmières occupent une place indispensable au sein du service de maternité-gynécologie, jouant un rôle clé dans la continuité des soins et la sécurité des patientes. Elles sont les garantes de la mise en œuvre des prescriptions médicales et assurent une surveillance clinique rapprochée, contribuant ainsi à la qualité et à l'efficacité de la prise en charge.

Leur expertise se manifeste tout d'abord à travers la réalisation des soins techniques. Formées aux gestes spécifiques de la maternité-gynécologie, les infirmières sont responsables de l'administration des traitements prescrits, qu'il s'agisse de médicaments par voie orale, injectable ou intraveineuse. Elles maîtrisent les protocoles de perfusion, gèrent les transfusions sanguines et administrent les antibiothérapies nécessaires en cas d'infection.

En salle d'accouchement, elles assistent les sages-femmes et les gynécologues-obstétriciens lors des interventions nécessitant une prise en charge spécifique. Elles préparent le matériel stérile, assurent l'installation des patientes pour les procédures invasives et veillent au respect strict des règles d'asepsie pour prévenir les infections nosocomiales. Leur rôle est crucial lors des césariennes ou des accouchements instrumentaux, où leur compétence technique garantit le bon déroulement des interventions.

La surveillance médicale est une autre dimension fondamentale de leur mission. Les infirmières effectuent des évaluations cliniques régulières, surveillant les signes vitaux tels que la tension artérielle, le pouls, la température et la saturation en oxygène. Elles sont attentives aux paramètres spécifiques de la maternité, comme la hauteur utérine, les lochies et l'état du périnée en post-partum. En gynécologie, elles surveillent les suites opératoires, évaluant la douleur, l'état des pansements et la fonction urinaire ou digestive selon les interventions subies.

Leur vigilance permet de détecter précocement les signes de complication. Face à une élévation de la tension artérielle pouvant indiquer une prééclampsie, à une fièvre post-opératoire suggérant une infection, ou à une hémorragie anormale, elles alertent immédiatement l'équipe médicale pour une prise en charge rapide. Elles sont également responsables de la surveillance du monitoring fœtal, interprétant les tracés cardiaques pour identifier les signes de souffrance fœtale.

Au-delà des aspects techniques, les infirmières jouent un rôle essentiel dans l'accompagnement des patientes. Elles fournissent des informations claires sur les traitements et les examens, rassurent les patientes anxieuses et répondent à leurs questions avec empathie. Elles participent à l'éducation thérapeutique, expliquant les soins à domicile après une intervention gynécologique ou les signes d'alerte nécessitant une consultation urgente.

En collaboration avec les aides-soignants, les infirmières organisent les soins quotidiens. Elles délèguent certaines tâches tout en supervisant leur réalisation, s'assurant que les protocoles sont respectés et que le confort des patientes est optimal. Leur leadership est important pour coordonner l'équipe soignante, planifier les activités et répartir les responsabilités.

Les infirmières sont également impliquées dans la gestion administrative des soins. Elles tiennent à jour les dossiers patients, notant avec précision les actes effectués, les observations cliniques et les informations transmises par les patientes. Cette documentation rigoureuse est essentielle pour assurer la continuité des soins, faciliter la communication entre les différents professionnels et respecter les obligations légales en matière de traçabilité.

La formation continue fait partie intégrante de leur profession. Confrontées à l'évolution constante des pratiques médicales, des technologies et des protocoles, les infirmières participent régulièrement à des formations pour maintenir et développer leurs compétences. Elles se tiennent informées des recommandations actuelles en matière de soins infirmiers, de prévention des infections, de gestion de la douleur et de soutien à l'allaitement.

Dans le domaine de la prévention et de la promotion de la santé, les infirmières jouent un rôle actif. Elles sensibilisent les patientes aux mesures d'hygiène, à l'importance du suivi médical et aux bénéfices d'un mode de vie sain. Elles encouragent la vaccination, le dépistage des infections sexuellement transmissibles et des cancers gynécologiques, et apportent leur soutien dans la mise en place de méthodes contraceptives adaptées.

La dimension relationnelle est au cœur de leur pratique. Les infirmières instaurent une relation de confiance avec les patientes, basée sur le respect, l'écoute et la confidentialité. Elles sont souvent les interlocutrices privilégiées pour aborder des sujets délicats, recueillir les préoccupations ou les attentes, et apporter un soutien émotionnel. Leur présence rassurante contribue à améliorer l'expérience des patientes et à favoriser leur adhésion aux soins.

En matière d'éthique, les infirmières sont guidées par des principes déontologiques forts. Elles respectent le secret professionnel, l'autonomie des patientes et le droit à l'information. Elles sont attentives aux questions de consentement éclairé, s'assurant que les patientes comprennent les enjeux de leur prise en charge et participent activement aux décisions qui les concernent.

Les défis du métier sont nombreux. Les infirmières doivent gérer des charges de travail parfois importantes, faire face à des situations stressantes ou émotionnellement éprouvantes, comme les urgences vitales, les complications graves ou les annonces de diagnostics difficiles. Elles développent des compétences en gestion du stress, en communication efficace et en travail d'équipe pour maintenir la qualité des soins dans ces contextes.

La collaboration avec les autres professionnels de santé est essentielle. Les infirmières travaillent en étroite relation avec les médecins, les sages-femmes, les aides-soignants, les psychologues et les assistantes sociales. Cette collaboration interprofessionnelle repose sur une communication claire, un respect mutuel des compétences et une volonté commune de placer la patiente au centre des préoccupations.

Pour les aides-soignants, comprendre le rôle des infirmières est fondamental pour une collaboration harmonieuse. En travaillant sous leur supervision, les aides-soignants peuvent développer leurs compétences, bénéficier de leur expérience et contribuer efficacement à l'équipe soignante. Les infirmières jouent souvent un rôle de mentorat, encadrant les aides-soignants, partageant leurs connaissances et les guidant dans leur développement professionnel.

Les infirmières sont également impliquées dans des projets d'amélioration de la qualité des soins. Elles participent à l'élaboration et à la mise en œuvre de protocoles, contribuent à des audits cliniques et proposent des initiatives pour optimiser les pratiques. Leur expérience de terrain est précieuse pour identifier les besoins, les obstacles et les opportunités d'innovation.

- **Aides-soignants** : offrent des soins de base et un soutien essentiel aux patientes.

Les aides-soignants sont des acteurs fondamentaux du service de maternité-gynécologie, apportant une contribution indispensable au bien-être et au confort des patientes. Leur rôle, souvent discret mais toujours essentiel, s'articule autour de la fourniture de soins de base, de l'assistance aux autres professionnels de santé et du soutien émotionnel aux femmes tout au long de leur parcours de soins.

Au quotidien, les aides-soignants sont en contact direct avec les patientes, assurant des tâches variées qui contribuent à leur confort et à leur rétablissement. Ils sont responsables de l'hygiène et du bien-être des patientes, réalisant les soins de nursing tels que la toilette, l'aide à l'habillage, et l'installation confortable dans le lit ou le fauteuil. Leur attention aux détails et leur présence attentive permettent de répondre rapidement aux besoins fondamentaux, favorisant ainsi un environnement propice à la guérison et à la sérénité.

Dans le cadre de la maternité, les aides-soignants accompagnent les femmes enceintes en les aidant dans leurs déplacements, notamment pour se rendre aux examens ou aux consultations. Ils participent à la préparation des patientes pour les interventions, en veillant au respect des protocoles d'hygiène préopératoire, comme la douche antiseptique ou le rasage chirurgical si nécessaire. Leur rôle est crucial pour réduire l'anxiété préopératoire, en apportant un soutien rassurant et en répondant aux questions pratiques.

Après l'accouchement, les aides-soignants assistent les nouvelles mères dans les soins postnataux. Ils aident à la mobilisation précoce, favorisant ainsi la prévention des complications liées à l'immobilité, comme les thromboses veineuses. Ils veillent au confort lors de l'allaitement, en aidant à trouver une position adéquate et en assurant que la mère dispose de tout le nécessaire à portée de main. Leur sensibilité aux besoins individuels permet d'adapter les soins à chaque patiente, tenant compte de la fatigue, de la douleur ou des préoccupations particulières.

En gynécologie, les aides-soignants jouent un rôle similaire en accompagnant les patientes avant et après les interventions chirurgicales. Ils assurent la surveillance des signes cliniques de base, comme la température, le pouls et la tension artérielle, sous la supervision des infirmières. Ils surveillent également l'état des pansements, signalant toute anomalie telle que des saignements excessifs ou des signes d'infection. Leur vigilance contribue à la détection précoce des complications et à la mise en place rapide des mesures appropriées.

Les aides-soignants sont également impliqués dans la gestion logistique du service. Ils participent à l'entretien de l'environnement, en veillant à la propreté des chambres, à la disponibilité du matériel et à l'organisation des espaces communs. Ils préparent les chariots de soins, s'assurent que les stocks de consommables sont suffisants, et contribuent ainsi au bon fonctionnement du service. Leur sens de l'organisation et leur esprit d'équipe sont essentiels pour maintenir un environnement de travail efficace et agréable.

La dimension relationnelle est au cœur de la pratique des aides-soignants. Par leur proximité avec les patientes, ils sont souvent les premiers à percevoir les signes de détresse émotionnelle, d'anxiété ou de douleur non exprimée. Leur capacité d'écoute, leur empathie et leur approche bienveillante créent un climat de confiance, permettant aux patientes de se sentir soutenues et respectées. Ils jouent un rôle clé dans le soutien psychologique, en apportant réconfort et encouragement, notamment dans les moments difficiles comme les suites d'une fausse couche ou d'un diagnostic préoccupant.

Les aides-soignants collaborent étroitement avec les infirmières, les sages-femmes et les médecins, formant une équipe cohésive centrée sur le bien-être des patientes. Ils communiquent efficacement les observations pertinentes, telles que des changements dans l'état général, des plaintes de douleur ou des réactions aux traitements. Cette communication est essentielle pour assurer une prise en charge holistique et coordonnée, où chaque professionnel apporte sa contribution spécifique.

La formation des aides-soignants en maternité-gynécologie inclut des connaissances spécifiques liées à la physiologie de la grossesse, aux soins post-partum et aux particularités des interventions gynécologiques. Ils sont formés aux protocoles d'hygiène spécifiques, à la prévention des infections et à la manipulation sécuritaire des équipements médicaux. Leur engagement dans la formation continue leur permet de maintenir un haut niveau de compétence et de s'adapter aux évolutions des pratiques et des technologies.

En matière de prévention et de promotion de la santé, les aides-soignants jouent un rôle de soutien. Ils renforcent les messages éducatifs délivrés par les infirmières et les sages-femmes, en rappelant les consignes de mobilisation, d'hydratation ou d'hygiène. Ils encouragent les patientes à participer activement à leur rétablissement, en les motivant à réaliser les exercices recommandés ou à adopter les mesures préventives appropriées.

Leur rôle est également important dans l'accompagnement des familles. Ils facilitent les visites, orientent les proches dans le service et apportent des informations pratiques sur le fonctionnement de l'hôpital. Leur attitude accueillante contribue à créer une atmosphère positive, favorisant le soutien familial qui est si important pour le moral des patientes.

Les aides-soignants doivent également gérer des situations délicates, comme les soins en fin de vie ou l'accompagnement de patientes en deuil périnatal. Leur présence discrète et respectueuse, leur capacité à offrir un soutien sans jugement, sont précieuses dans ces moments de vulnérabilité. Ils veillent à respecter les rites et les croyances des patientes et de leurs familles, en coordination avec les autres professionnels.

En termes d'éthique professionnelle, les aides-soignants sont tenus au respect du secret professionnel et à l'application rigoureuse des protocoles de soins. Ils agissent toujours dans l'intérêt des patientes, en respectant leur dignité, leur intimité et leurs choix personnels. Ils doivent faire preuve d'intégrité, de responsabilité et de professionnalisme dans toutes leurs actions.

Les défis du métier d'aide-soignant en maternité-gynécologie incluent la gestion du stress, la capacité à travailler en horaires décalés, et l'adaptation aux situations imprévues. Ils doivent faire preuve de résilience, de patience et d'une grande capacité d'adaptation. Le travail en équipe, le soutien mutuel et la communication ouverte sont essentiels pour faire face à ces défis et maintenir un niveau élevé de qualité des soins.

Les perspectives d'évolution pour les aides-soignants sont variées. Ils peuvent se spécialiser davantage en suivant des formations complémentaires, participer à des projets d'amélioration de la qualité, ou prendre des responsabilités accrues au sein de l'équipe. Leur expérience en maternité-gynécologie est une valeur ajoutée précieuse, pouvant ouvrir des opportunités dans l'enseignement, la formation ou la coordination de soins.

Les principales pathologies rencontrées

Le service de maternité-gynécologie est confronté à une variété de pathologies qui touchent la santé reproductive des femmes à différentes étapes de leur vie. Ces affections, qu'elles soient liées à la grossesse, à l'accouchement ou à la sphère gynécologique, nécessitent une prise en charge spécialisée et une attention particulière de la part de toute l'équipe soignante, y compris les aides-soignants. Comprendre ces pathologies est essentiel pour offrir des soins appropriés et soutenir les patientes de manière efficace.

Pathologies Obstétricales

Prééclampsie

La prééclampsie est une complication grave de la grossesse qui se caractérise par une hypertension artérielle et une protéinurie après la 20e semaine de gestation. Elle peut entraîner des conséquences sévères pour la mère et le fœtus, telles que des convulsions (éclampsie), un décollement placentaire ou un retard de croissance intra-utérin. Les signes cliniques incluent des maux de tête, des troubles visuels, des œdèmes et une prise de poids rapide.

Le rôle de l'aide-soignant est crucial dans la surveillance des signes vitaux, l'observation des symptômes et le signalement immédiat des anomalies à l'équipe médicale. Il contribue également au soutien émotionnel de la patiente, souvent anxieuse face à cette situation.

Diabète Gestationnel

Le diabète gestationnel est une intolérance au glucose apparue ou diagnostiquée pour la première fois pendant la grossesse. Il augmente le risque de complications telles que la macrosomie fœtale, la prééclampsie et l'accouchement prématuré. Les patientes doivent suivre un régime alimentaire spécifique et, parfois, un traitement par insuline.

L'aide-soignant accompagne la patiente dans la gestion de son régime alimentaire, encourage l'observance des recommandations et surveille les signes d'hypoglycémie ou d'hyperglycémie. Il joue un rôle dans l'éducation à la santé en collaborant avec les diététiciens et les infirmières.

Travail Prématuré

Le travail prématuré est défini par l'apparition de contractions utérines régulières entraînant des modifications cervicales avant 37 semaines de gestation. Les causes sont multiples : infections, anomalies utérines, grossesses multiples, stress, etc.

L'aide-soignant participe à la surveillance des contractions, aide à l'installation pour les examens, et offre un soutien psychologique à la patiente, qui peut être inquiète pour la santé de son enfant.

Rupture Prématurée des Membranes

La rupture prématurée des membranes se produit lorsque les membranes amniotiques se rompent avant le début du travail, augmentant le risque d'infection pour la mère et le fœtus.

L'aide-soignant doit surveiller les pertes de liquide amniotique, noter la couleur et l'odeur, et informer immédiatement l'équipe médicale de tout changement. Il assure également le confort de la patiente en la rassurant et en répondant à ses questions.

Hémorragie du Postpartum

L'hémorragie du postpartum est une perte sanguine excessive après l'accouchement, pouvant mettre en danger la vie de la mère. Les causes incluent l'atonie utérine, les déchirures du canal génital ou la rétention placentaire.

L'aide-soignant doit surveiller les saignements, mesurer la quantité de lochies, et être vigilant aux signes de choc hypovolémique tels que la tachycardie, l'hypotension, la pâleur et la sudation. Une réaction rapide est essentielle pour prévenir les complications.

Infection Urinaire pendant la Grossesse

Les infections urinaires sont fréquentes pendant la grossesse en raison des modifications anatomiques et physiologiques. Elles peuvent entraîner des complications comme le travail prématuré ou la pyélonéphrite.

L'aide-soignant encourage une hydratation adéquate, assiste dans la collecte d'urines pour les analyses, et surveille les symptômes tels que la douleur à la miction, la fièvre ou les douleurs lombaires.

Retard de Croissance Intra-Utérin (RCIU)

Le RCIU se caractérise par un poids fœtal inférieur au 10e percentile pour l'âge gestationnel, indiquant une croissance insuffisante. Les causes peuvent être maternelles (hypertension, malnutrition), fœtales (anomalies chromosomiques) ou placentaires.

L'aide-soignant soutient la patiente lors des examens complémentaires, veille à son confort et l'encourage à suivre les recommandations médicales, comme le repos ou une alimentation enrichie.

Grossesse Extra-Utérine

La grossesse extra-utérine survient lorsque l'embryon s'implante en dehors de la cavité utérine, le plus souvent dans les trompes de Fallope. C'est une urgence médicale qui peut provoquer une rupture tubaire et une hémorragie interne.

L'aide-soignant doit être attentif aux signes tels que les douleurs abdominales, les saignements vaginaux anormaux et le malaise général. Il assure une surveillance étroite et soutient la patiente pendant les interventions nécessaires.

Fausse Couche

La fausse couche est l'interruption spontanée de la grossesse avant 20 semaines. Elle peut être une expérience émotionnellement difficile pour la patiente.

L'aide-soignant offre un soutien émotionnel, respecte le besoin de la patiente de parler ou de rester silencieuse, et assure des soins physiques appropriés pour son confort.

Pathologies Gynécologiques

Fibromes Utérins

Les fibromes utérins sont des tumeurs bénignes du muscle utérin, fréquentes chez les femmes en âge de procréer. Ils peuvent causer des saignements menstruels abondants, des douleurs pelviennes et des problèmes de fertilité.

L'aide-soignant assiste la patiente lors des examens, veille à son confort, et la soutient dans la préparation des interventions chirurgicales éventuelles, comme la myomectomie ou l'hystérectomie.

Endométriose

L'endométriose est une affection où du tissu endométrial se développe en dehors de l'utérus, provoquant des douleurs pelviennes, des dysménorrhées et des problèmes de fertilité.

L'aide-soignant est attentif aux manifestations douloureuses, soutient la patiente dans la gestion de la douleur, et encourage le respect du traitement prescrit.

Kystes Ovariens

Les kystes ovariens sont des sacs remplis de liquide qui se forment sur les ovaires. Bien que souvent bénins et asymptomatiques, ils peuvent causer des douleurs, des saignements anormaux ou se compliquer par une torsion ovarienne.

L'aide-soignant surveille les signes cliniques, aide à la préparation des examens d'imagerie, et assure un suivi post-opératoire si une intervention chirurgicale est nécessaire.

Cancer du Col de l'Utérus

Le cancer du col de l'utérus est souvent lié à une infection persistante par le papillomavirus humain (HPV). Les symptômes incluent des saignements vaginaux anormaux, des douleurs pelviennes et des pertes inhabituelles.

L'aide-soignant joue un rôle dans le soutien émotionnel lors du diagnostic, assiste la patiente pendant les traitements (chirurgie, radiothérapie, chimiothérapie), et veille à son confort physique et psychologique.

Cancer de l'Ovaire

Le cancer de l'ovaire est souvent diagnostiqué à un stade avancé en raison de symptômes non spécifiques comme des ballonnements, une perte de poids et des douleurs abdominales.

L'aide-soignant participe à la surveillance des signes cliniques, soutient la patiente dans les soins quotidiens, et contribue à la coordination avec l'équipe pluridisciplinaire.

Infections Sexuellement Transmissibles (IST)

Les IST, telles que la chlamydia, la gonorrhée, l'herpès génital ou le VIH, peuvent avoir des conséquences graves sur la santé reproductive.

L'aide-soignant participe à la prévention en encourageant les comportements sexuels protégés, aide à l'éducation sur les traitements, et assure la confidentialité et le respect de la patiente.

Prolapsus Génital

Le prolapsus génital est le déplacement vers le bas des organes pelviens, entraînant une sensation de pesanteur, des difficultés urinaires ou des troubles sexuels.

L'aide-soignant assiste la patiente dans les exercices de rééducation périnéale, soutient lors des interventions chirurgicales, et offre des conseils pour améliorer le confort quotidien.

Incontinence Urinaire

L'incontinence urinaire, souvent liée à un affaiblissement du plancher pelvien, affecte la qualité de vie des patientes.

L'aide-soignant encourage la pratique des exercices de Kegel, veille à la dignité de la patiente en gérant discrètement les soins d'hygiène, et favorise l'accès aux dispositifs d'aide.

Endométrite

L'endométrite est une inflammation de la muqueuse utérine, souvent due à une infection. Elle peut survenir après un accouchement ou une intervention chirurgicale.

L'aide-soignant surveille les signes d'infection, comme la fièvre, les douleurs abdominales et les saignements anormaux, et assure une hygiène rigoureuse pour prévenir la propagation.

Maladie Inflammatoire Pelvienne (MIP)

La MIP est une infection des organes reproducteurs supérieurs, souvent conséquence d'une IST non traitée. Elle peut entraîner des douleurs pelviennes chroniques et des problèmes de fertilité.

L'aide-soignant soutient la patiente pendant le traitement antibiotique, surveille l'évolution des symptômes, et encourage le suivi médical régulier.

Rôle de l'Aide-Soignant Face aux Pathologies

Face à ces pathologies, l'aide-soignant doit adopter une approche proactive et empathique. Il est essentiel qu'il :

- **Soit informé des signes et symptômes** : pour détecter rapidement toute anomalie et agir en conséquence.
- **Communique efficacement avec l'équipe** : en transmettant les informations pertinentes pour une prise en charge coordonnée.
- **Respecte les protocoles de soins** : pour assurer la sécurité et l'efficacité des interventions.
- **Soutienne émotionnellement les patientes** : en faisant preuve d'écoute, de compassion et de respect.
- **Participe à l'éducation à la santé** : en renforçant les messages sur la prévention, le traitement et le suivi des pathologies.

La connaissance des principales pathologies rencontrées permet à l'aide-soignant de mieux comprendre les défis auxquels les patientes sont confrontées et de contribuer activement à leur prise en charge globale. Son rôle est non seulement technique, mais aussi humain, offrant un soutien essentiel qui fait une différence significative dans l'expérience de soins des femmes.

Chapitre 2

Le Rôle de l'Aide-Soignant en Maternité SOUS LA SURVEILLANCE DE L'INFIRMIÈRE

Accompagnement prénatal

- **Surveillance des signes vitaux** : mesure régulière de la tension artérielle, du pouls et de la température.

La surveillance des signes vitaux est une composante essentielle du rôle de l'aide-soignant en maternité-gynécologie. Elle permet de détecter précocement toute anomalie pouvant indiquer une complication chez la patiente, qu'elle soit enceinte, en post-partum ou suivie pour une pathologie gynécologique. La mesure régulière de la tension artérielle, du pouls et de la température fournit des informations cruciales sur l'état hémodynamique et thermique de la patiente, contribuant ainsi à la sécurité et à l'efficacité de la prise en charge.

Mesure de la Tension Artérielle

La tension artérielle reflète la pression exercée par le sang sur les parois des artères. Elle est exprimée en millimètres de mercure (mmHg) et comprend deux valeurs : la pression systolique (pression maximale lors de la contraction cardiaque) et la pression diastolique (pression minimale lors du relâchement cardiaque).

En maternité-gynécologie, la mesure régulière de la tension artérielle est particulièrement importante pour dépister des affections telles que la prééclampsie chez la femme enceinte, caractérisée par une hypertension artérielle et une protéinurie. Une élévation significative de la tension artérielle peut également indiquer un risque cardiovasculaire accru ou une réponse au stress chirurgical en post-opératoire.

Technique de Mesure :

- **Préparation de la Patiente :** Assurez-vous que la patiente est au repos depuis au moins cinq minutes, installée confortablement en position assise ou allongée, avec le bras dégagé et soutenu au niveau du cœur.

- **Choix du Matériel :** Utilisez un tensiomètre calibré et un brassard de taille adaptée au bras de la patiente pour éviter des mesures erronées.

- **Procédure :** Placez le brassard sur le bras nu, deux à trois centimètres au-dessus du pli du coude. Palpez l'artère brachiale pour positionner correctement le stéthoscope lors de la mesure auscultatoire. Gonflez le brassard jusqu'à environ 30 mmHg au-dessus de la pression estimée, puis dégonflez lentement en écoutant les bruits de Korotkoff pour déterminer les pressions systolique et diastolique.

- **Enregistrement :** Notez les valeurs mesurées, l'heure, le bras utilisé et la position de la patiente. Signalez immédiatement toute valeur anormale à l'infirmière ou au médecin.

Mesure du Pouls

Le pouls correspond à la perception de l'onde de pression sanguine générée par la contraction cardiaque. Il renseigne sur la fréquence cardiaque, le rythme et la qualité du flux sanguin.

En maternité-gynécologie, la surveillance du pouls permet de détecter des anomalies telles que la tachycardie, qui peut être un signe de douleur, d'anémie, d'infection ou de saignement. Une bradycardie ou des arythmies peuvent indiquer des problèmes cardiaques sous-jacents ou une réaction à certains médicaments.

Technique de Mesure :

- **Préparation de la Patiente :** Assurez-vous que la patiente est détendue, en position confortable, et évitez les facteurs pouvant influencer la fréquence cardiaque, comme l'activité physique récente ou le stress émotionnel.

- **Sites de Mesure :** Le pouls radial, situé sur le poignet du côté du pouce, est le plus couramment utilisé. D'autres sites incluent le pouls carotidien, fémoral ou pédieux en fonction des besoins cliniques.

- **Procédure :** Placez le bout de vos deux ou trois doigts (index, majeur, annulaire) sur l'artère, sans exercer une pression excessive. Comptez le nombre de battements sur une période de 60 secondes pour une mesure précise, en notant la fréquence (en battements par minute), le rythme (régulier ou irrégulier) et la amplitude (fort, faible, filant).

- **Enregistrement :** Notez les données recueillies, l'heure et les conditions de la mesure. Toute anomalie doit être communiquée rapidement à l'équipe soignante.

Mesure de la Température

La température corporelle est un indicateur important de l'état de santé. Une élévation peut signaler une infection, une inflammation ou une réaction à une transfusion. Une hypothermie peut survenir en cas de choc, d'exposition prolongée au froid ou d'anesthésie.

En maternité-gynécologie, la surveillance de la température est essentielle pour détecter les infections post-partum, les endométrites, les infections urinaires ou les complications post-opératoires.

Techniques de Mesure :

- **Voie Buccale :** Placez le thermomètre sous la langue de la patiente, en lui demandant de garder la bouche fermée. Cette méthode est simple mais peut être influencée par la consommation récente de boissons chaudes ou froides.

- **Voie Axillaire :** Placez le thermomètre au creux de l'aisselle, bras collé au corps. Cette méthode est moins précise et nécessite un temps de mesure plus long.

- **Voie Tympanique :** Utilise un thermomètre infrarouge inséré délicatement dans le conduit auditif. Rapide et confortable, cette méthode est fiable si les consignes d'utilisation sont respectées.

- **Voie Rectale :** Offre une mesure précise mais est plus invasive. Elle est rarement utilisée chez l'adulte en milieu hospitalier.

- **Procédure :** Assurez-vous que le thermomètre est propre et fonctionnel. Respectez les règles d'hygiène pour éviter les contaminations croisées, en désinfectant l'appareil avant et après usage ou en utilisant des protections à usage unique.

- **Enregistrement :** Notez la température relevée, l'heure, le site de mesure et toute observation pertinente (frissons, sueurs, plaintes de la patiente). Informez immédiatement l'équipe médicale en cas de fièvre (température supérieure à 38°C) ou d'hypothermie (température inférieure à 36°C).

Importance de la Surveillance Régulière

La fréquence de la surveillance des signes vitaux dépend de l'état de la patiente et des protocoles en vigueur :

- **Patientes Stables :** Mesures prises au moins une fois par jour ou selon les directives.

- **Post-Opératoires Immédiats :** Surveillance rapprochée toutes les 15 à 30 minutes, puis espacement progressif si l'état est stable.

- **Patientes à Risque :** Fréquence accrue en cas de pathologies comme la prééclampsie, l'hémorragie, l'infection ou le choc.

La surveillance régulière permet :

- **Détection Précoce des Complications :** Une modification des signes vitaux peut être le premier indicateur d'un problème sous-jacent.

- **Évaluation de l'Efficacité des Traitements :** Suivre l'évolution des paramètres après l'administration de médicaments ou d'interventions thérapeutiques.

- **Prise de Décision Clinique :** Fournit des données objectives pour ajuster les plans de soins et les traitements.

Rôle de l'Aide-Soignant

L'aide-soignant joue un rôle essentiel dans cette surveillance :

- **Compétence Technique :** Maîtrise des techniques de mesure, utilisation appropriée du matériel, respect des protocoles d'hygiène.

- **Observation Clinique :** Capacité à reconnaître les signes anormaux, à évaluer l'état général de la patiente, et à détecter les signes de détresse.

- **Communication Efficace :** Transmission précise et rapide des informations à l'équipe infirmière et médicale, en utilisant un vocabulaire adapté.

- **Relationnel :** Création d'une relation de confiance avec la patiente, explication des procédures pour réduire l'anxiété, respect de l'intimité et de la dignité.

- **Gestion du Matériel :** Entretien et vérification du bon fonctionnement des appareils de mesure, signalement des équipements défectueux.

- **Documentation :** Enregistrement rigoureux des données dans les dossiers de soins, contribuant à la traçabilité et à la continuité des soins.

Cas Particuliers

- **Patientes Non Coopérantes :** Adapter l'approche en faisant preuve de patience et de pédagogie, éventuellement solliciter un collègue pour assistance.

- **Barrières Linguistiques ou Culturelles :** Utiliser des supports visuels, faire appel à un interprète si nécessaire, respecter les croyances et les pratiques culturelles.

- **Situations d'Urgence :** Réagir rapidement en cas de signes vitaux gravement altérés, alerter immédiatement l'équipe médicale, suivre les protocoles d'urgence.

- **Préparation aux examens** : aide à l'installation pour les échographies, prélèvements sanguins.

La préparation aux examens médicaux est une composante essentielle du rôle de l'aide-soignant en maternité-gynécologie. En assurant une installation optimale des patientes pour les échographies et les prélèvements sanguins, l'aide-soignant contribue non seulement à la précision des examens, mais également au confort et au bien-être des patientes. Cette étape nécessite une combinaison de compétences techniques, de communication efficace et d'attention aux détails pour garantir que chaque procédure se déroule sans heurts.

Aide à l'Installation pour les Échographies

Compréhension de l'Échographie

L'échographie est un examen d'imagerie non invasif qui utilise des ondes sonores pour visualiser les structures internes du corps. En maternité-gynécologie, elle est fondamentale pour le suivi de la grossesse, l'évaluation du développement fœtal, la détection des anomalies et l'examen des organes reproducteurs.

Rôle de l'Aide-Soignant

Accueil et Information de la Patiente :

- **Accueil Chaleureux :** Recevoir la patiente avec bienveillance pour instaurer un climat de confiance.
- **Explication de l'Examen :** Fournir des informations simples sur le déroulement de l'échographie, en adaptant le langage au niveau de compréhension de la patiente.
- **Réponse aux Questions :** Être disponible pour répondre aux préoccupations ou aux craintes éventuelles, en rassurant sur la nature indolore et sécuritaire de l'examen.

Préparation Physique de la Patiente :

- **Vérification des Consignes :** S'assurer que la patiente a respecté les préparations préalables, comme la vessie pleine pour certaines échographies pelviennes.
- **Aide au Déshabillage :** Assister la patiente pour se dévêtir partiellement, en préservant sa dignité et son intimité, en fournissant une blouse ou un drap pour se couvrir.
- **Installation Confortable :** Aider la patiente à s'allonger sur la table d'examen, en position adaptée (généralement

en décubitus dorsal), avec des coussins pour le soutien si nécessaire.

Respect de l'Intimité et de la Dignité :

- **Préservation de la Confidentialité :** Fermer les rideaux ou les portes, limiter les allées et venues dans la salle.
- **Couverture Appropriée :** Utiliser des draps pour couvrir les parties du corps non examinées, évitant toute exposition inutile.

Assistance Technique :

- **Préparation du Matériel :** Vérifier que le gel d'échographie est disponible, que les sondes sont propres et fonctionnelles.
- **Aide au Positionnement :** Ajuster la position de la patiente selon les indications du technicien en imagerie médicale ou du médecin, par exemple en inclinant légèrement le buste ou en demandant de retenir la respiration pour certaines images.
- **Soutien Pendant l'Examen :** Rester à proximité pour aider en cas de besoin, comme repositionner la patiente ou ajuster le drap.

Gestion des Situations Particulières :

- **Patientes à Mobilité Réduite :** Utiliser les aides techniques (lève-personne, planche de transfert) pour assurer une installation sécuritaire.
- **Anxiété ou Inconfort :** Appliquer des techniques de relaxation, parler calmement, et assurer une présence rassurante.

Après l'Examen :

- **Aide au Revêtement :** Assister la patiente pour se rhabiller, en respectant toujours sa dignité.

- **Nettoyage du Matériel et de la Salle :** Désinfecter les surfaces de contact, ranger le matériel, préparer la salle pour le prochain examen.
- **Accompagnement :** Raccompagner la patiente à sa chambre ou à la salle d'attente, s'assurer qu'elle se sent bien.

Aide à l'Installation pour les Prélèvements Sanguins

Compréhension des Prélèvements Sanguins

Les prélèvements sanguins sont des actes courants en maternité-gynécologie, essentiels pour les analyses biologiques telles que le bilan sanguin complet, le dépistage des infections, le dosage des hormones ou la vérification des paramètres métaboliques.

Rôle de l'Aide-Soignant

Préparation de la Patiente :

- **Information :** Expliquer le but du prélèvement, le déroulement de la procédure, et les sensations possibles (léger picotement).
- **Vérification des Consignes :** Confirmer si la patiente devait être à jeun, si elle a suivi les instructions préalables.
- **Évaluation de l'État de la Patiente :** Identifier les signes d'anxiété, de phobie des aiguilles, ou d'hypotension pouvant provoquer un malaise.

Installation Physique :

- **Position Confortable :** Installer la patiente en position assise ou allongée selon son confort et le risque de malaise vagal.

- **Soutien du Bras :** Placer le bras sur un accoudoir ou un oreiller pour faciliter le prélèvement, en veillant à ce que le bras soit détendu.
- **Précautions d'Hygiène :** S'assurer que la zone de prélèvement est accessible et propre, en proposant si nécessaire une désinfection préalable.

Soutien Émotionnel :

- **Gestion de l'Anxiété :** Utiliser des techniques de distraction, engager la patiente dans une conversation, pratiquer des exercices de respiration.
- **Encouragements :** Fournir des mots rassurants, informer sur le bon déroulement de la procédure.

Assistance au Personnel Réalisant le Prélèvement :

- **Préparation du Matériel :** Rassembler les tubes nécessaires, les aiguilles, les garrots, les tampons alcoolisés, les pansements.
- **Sécurité :** S'assurer que le matériel stérile est à disposition, respecter les précautions standard pour éviter les risques d'infection.
- **Gestion des Déchets :** Éliminer les aiguilles usagées dans les containers appropriés, gérer les déchets biomédicaux conformément aux protocoles.

Après le Prélèvement :

- **Application de la Compression :** Aider la patiente à appuyer sur le point de ponction pour éviter les hématomes.
- **Vérification de l'État de la Patiente :** Observer les signes de malaise, proposer un verre d'eau ou un temps de repos si nécessaire.
- **Bandage :** Placer un pansement ou un bandage si indiqué, en s'assurant qu'il n'est ni trop serré ni inconfortable.

Documentation et Suivi :

- **Vérification de l'Identité :** Confirmer l'identité de la patiente avant le prélèvement, étiqueter correctement les tubes pour éviter les erreurs.
- **Transport des Échantillons :** Acheminer les prélèvements vers le laboratoire dans les conditions appropriées, en respectant les délais et les températures requises.
- **Enregistrement :** Noter l'heure du prélèvement, les éventuelles difficultés rencontrées, et les réactions de la patiente.

Importance de la Communication et de l'Éthique

Communication Efficace :

- **Langage Clair :** Utiliser des termes compréhensibles, éviter le jargon médical excessif.
- **Écoute Active :** Prêter attention aux préoccupations de la patiente, montrer de l'empathie.
- **Respect de la Confidentialité :** Garantir que les informations personnelles et médicales sont protégées.

Respect de l'Autonomie :

- **Consentement :** Vérifier que la patiente a donné son consentement éclairé pour l'examen.
- **Choix de la Patiente :** Respecter ses préférences, comme la demande d'une présence féminine ou la possibilité de reporter l'examen si elle ne se sent pas prête.

Gestion des Situations Particulières

Patientes en Situation de Handicap :

- **Adaptation de l'Installation :** Utiliser des équipements adaptés, comme des tables réglables en hauteur, des rampes d'accès.
- **Communication Alternative :** Si la patiente a des difficultés d'audition ou de parole, utiliser des supports visuels ou des gestes pour communiquer.

Barrières Linguistiques :

- **Interprètes :** Faire appel à un interprète professionnel si nécessaire pour assurer une compréhension mutuelle.
- **Matériel Multilingue :** Fournir des brochures ou des instructions dans la langue maternelle de la patiente.

Patientes Mineures ou Vulnérables :

- **Présence d'un Accompagnant :** Permettre la présence d'un parent ou d'un tuteur légal si la patiente le souhaite.
- **Soutien Accru :** Faire preuve de patience et de douceur, expliquer chaque étape avec soin.

Contribution à la Qualité des Soins

En assurant une préparation adéquate aux examens, l'aide-soignant joue un rôle essentiel dans :

- **La Fiabilité des Résultats :** Une installation correcte permet d'obtenir des images claires lors des échographies et des prélèvements sanguins précis.
- **La Réduction du Stress :** Une patiente bien informée et confortablement installée est moins susceptible d'éprouver de l'anxiété, ce qui peut améliorer sa coopération et son expérience globale.

- **L'Efficacité du Service :** Une préparation efficace réduit les retards, les répétitions d'examens et améliore le flux de travail au sein du service.

Collaboration Interprofessionnelle

- **Travail d'Équipe :** L'aide-soignant collabore avec les manipulateurs en électroradiologie, les infirmières, les sages-femmes et les médecins pour assurer une prise en charge coordonnée.
- **Feedback :** Communiquer les observations pertinentes sur la réaction de la patiente, les difficultés rencontrées ou les besoins spécifiques.
- **Participation aux Réunions :** Contribuer aux discussions sur l'amélioration des protocoles, partager les expériences pour optimiser les pratiques.

Formation Continue

- **Mise à Jour des Connaissances :** Se tenir informé des nouvelles techniques, des protocoles actualisés et des équipements modernes.
- **Développement des Compétences :** Participer à des formations sur la communication, la gestion du stress, les soins aux patientes spécifiques.

- **Éducation à la santé** : conseils sur la nutrition, l'activité physique et la gestion du stress.

L'éducation à la santé est une composante essentielle du rôle de l'aide-soignant en maternité-gynécologie. En prodiguant des conseils sur la nutrition, l'activité physique et la gestion du stress, l'aide-soignant contribue à promouvoir le bien-être global des patientes et à prévenir les complications obstétricales et gynécologiques. Cette approche holistique des soins favorise l'autonomie des femmes et améliore les résultats de santé maternelle et néonatale.

Conseils sur la Nutrition

Importance de la Nutrition en Période Périnatale

Une alimentation équilibrée est cruciale pendant la grossesse et le post-partum pour assurer la santé de la mère et le développement optimal du fœtus. Les besoins nutritionnels augmentent en termes d'énergie, de protéines, de vitamines et de minéraux. Une carence ou un excès peut entraîner des complications telles que l'anémie, le retard de croissance intra-utérin ou le diabète gestationnel.

Rôle de l'Aide-Soignant

L'aide-soignant, en collaboration avec les diététiciens et les autres membres de l'équipe soignante, joue un rôle clé dans l'éducation nutritionnelle des patientes. Il peut :

- **Informer sur les Besoins Nutritionnels** : Expliquer l'importance des macronutriments (glucides, lipides, protéines) et des micronutriments (fer, calcium, acide folique, iode) essentiels pendant la grossesse.

- **Promouvoir une Alimentation Équilibrée** : Conseiller la consommation de fruits, légumes, céréales complètes, sources de protéines maigres, et la réduction des aliments riches en sucres ajoutés, en graisses saturées et en sel.

- **Sensibiliser aux Risques Alimentaires** : Alerter sur les aliments à éviter en raison des risques d'infections (listériose, toxoplasmose), comme les fromages au lait cru, les viandes crues ou mal cuites, et certains poissons contenant du mercure.

- **Encourager l'Hydratation** : Insister sur l'importance de boire suffisamment d'eau pour prévenir la déshydratation et favoriser le bon fonctionnement rénal.

- **Adapter les Conseils aux Besoins Individuels** : Prendre en compte les habitudes culturelles, les restrictions alimentaires (végétarisme, allergies) et les situations particulières (diabète gestationnel, anémie).

Techniques d'Accompagnement

- **Utiliser des Supports Pédagogiques** : Distribuer des brochures, des plans alimentaires types, ou des applications mobiles de suivi nutritionnel.

- **Organiser des Ateliers** : Participer à des sessions collectives ou individuelles pour échanger sur les recettes saines, la lecture des étiquettes alimentaires, et la planification des repas.

- **Collaborer avec les Diététiciens** : Orienter les patientes vers des professionnels pour un accompagnement personnalisé si nécessaire.

Conseils sur l'Activité Physique

Bénéfices de l'Exercice Physique

L'activité physique modérée est bénéfique pendant la grossesse et le post-partum. Elle améliore la circulation sanguine, prévient la prise de poids excessive, réduit le risque de diabète gestationnel, d'hypertension, et favorise le bien-être psychologique.

Rôle de l'Aide-Soignant

L'aide-soignant peut encourager les patientes à intégrer l'exercice physique dans leur routine, en tenant compte des recommandations médicales :

- **Informer sur les Activités Adaptées** : Suggérer des exercices à faible impact comme la marche, la natation, le yoga prénatal, ou le Pilates.

- **Conseiller sur la Fréquence et l'Intensité** : Recommander au moins 150 minutes d'activité modérée par semaine, réparties sur plusieurs jours, en évitant les efforts intenses ou les sports à risque de chute.

- **Prévenir les Contre-indications** : Identifier les situations nécessitant un avis médical préalable, telles que les grossesses à risque, les antécédents de fausse couche, ou les douleurs pelviennes.

- **Encourager la Mobilisation Précoce en Post-Partum** : Aider les patientes à reprendre progressivement l'activité physique après l'accouchement, en respectant le rythme de récupération.

Techniques d'Accompagnement

- **Démonstration d'Exercices Simples** : Proposer des étirements doux ou des exercices de respiration pour soulager les inconforts physiques.

- **Organisation de Groupes d'Activité** : Faciliter la mise en place de séances collectives encadrées par des professionnels qualifiés.

- **Suivi et Motivation** : Établir un dialogue régulier pour soutenir la patiente dans sa démarche, ajuster les conseils en fonction de ses ressentis et de ses progrès.

Gestion du Stress

Impact du Stress sur la Santé

Le stress chronique peut avoir des effets néfastes sur la grossesse, augmentant le risque de complications telles que le travail prématuré, la prééclampsie, ou des troubles de l'humeur post-partum. Il influence également la perception de la douleur et le vécu de l'accouchement.

Rôle de l'Aide-Soignant

L'aide-soignant intervient en première ligne pour aider les patientes à gérer le stress :

- **Identifier les Sources de Stress** : Écouter activement les préoccupations liées à la grossesse, aux changements corporels, aux responsabilités futures, ou aux situations personnelles.

- **Enseigner des Techniques de Relaxation** : Introduire des méthodes comme la respiration profonde, la méditation de pleine conscience, la visualisation positive, ou le relâchement musculaire progressif.

- **Promouvoir le Soutien Social** : Encourager les patientes à s'entourer de proches, à participer à des groupes de discussion, ou à solliciter l'aide de professionnels en cas de besoin.

- **Orienter vers des Spécialistes** : Reconnaître les signes de détresse psychologique nécessitant l'intervention d'un psychologue ou d'un psychiatre, comme l'anxiété sévère, la dépression, ou les troubles du sommeil persistants.

Techniques d'Accompagnement

- **Création d'un Environnement Apaisant** : Assurer une atmosphère calme dans le service, réduire les nuisances sonores, et respecter les rythmes de repos des patientes.

- **Communication Bienveillante** : Adopter une attitude empathique, offrir un soutien moral, et valoriser les efforts et les progrès des patientes.

- **Ateliers de Gestion du Stress** : Participer à l'organisation de sessions éducatives sur le stress et les stratégies d'adaptation efficaces.

Intégration des Conseils dans la Pratique Quotidienne

Approche Personnalisée

Chaque patiente est unique, avec des besoins, des croyances et des expériences différentes. L'aide-soignant doit adapter ses conseils en fonction de ces spécificités :

- **Évaluation Initiale** : Recueillir des informations sur les habitudes alimentaires, le niveau d'activité physique, le stress perçu, et les motivations personnelles.

- **Fixation d'Objectifs Réalistes** : Collaborer avec la patiente pour établir des objectifs atteignables, en respectant son rythme et ses capacités.

- **Respect des Préférences Culturelles** : Prendre en compte les traditions culinaires, les pratiques religieuses, et les coutumes liées à la maternité.

Collaboration Interprofessionnelle

- **Travail en Équipe** : Coopérer avec les sages-femmes, les infirmières, les diététiciens, les psychologues, et les kinésithérapeutes pour offrir une prise en charge globale.

- **Partage d'Informations** : Communiquer les observations pertinentes, les progrès ou les difficultés rencontrées par la patiente, en respectant le secret professionnel.

- **Participation aux Réunions de Service** : Contribuer aux discussions sur l'amélioration des pratiques éducatives et la mise en place de programmes de santé.

Formation Continue

- **Actualisation des Connaissances** : Se tenir informé des dernières recommandations en matière de nutrition, d'activité physique et de gestion du stress.

- **Développement des Compétences Pédagogiques** : Suivre des formations sur les techniques d'éducation à la santé, la communication thérapeutique, et la psychologie de la motivation.

Impact sur la Santé des Patientes

L'éducation à la santé menée par l'aide-soignant a des retombées positives significatives :

- **Amélioration des Indicateurs de Santé** : Réduction des complications obstétricales, meilleure récupération post-partum, promotion de l'allaitement maternel.

- **Empowerment des Femmes** : Renforcement de l'autonomie, de la confiance en soi, et de la capacité à prendre des décisions éclairées concernant leur santé.

- **Prévention à Long Terme** : Adoption de modes de vie sains qui bénéficient également à la famille et à l'enfant, contribuant à une meilleure santé communautaire.

Défis et Solutions

Obstacles Potentiels

- **Manque de Temps** : Pression du travail pouvant limiter les échanges approfondis avec les patientes.

- **Résistance au Changement** : Certaines patientes peuvent être réticentes à modifier leurs habitudes.

- **Barrières Linguistiques ou Culturelles** : Difficultés de communication ou incompréhension des conseils.

Stratégies d'Adaptation

- **Priorisation** : Identifier les messages clés à transmettre en fonction de l'urgence et de l'impact potentiel.

- **Techniques Motivantes** : Utiliser l'entretien motivationnel pour engager la patiente dans le changement.

- **Recours à des Interprètes** : Faire appel à des professionnels pour faciliter la communication avec les patientes non francophones.

Assistance lors de l'accouchement

- **Préparation de la salle** : vérification du matériel d'accouchement, respect des protocoles d'asepsie.

La préparation de la salle d'accouchement est une étape cruciale qui conditionne le bon déroulement de la naissance et la sécurité de la mère et de l'enfant. L'aide-soignant joue un rôle essentiel dans cette préparation, en assurant que tout le matériel nécessaire est disponible et fonctionnel, et en garantissant le respect strict des protocoles d'asepsie pour prévenir les infections. Cette responsabilité exige une attention minutieuse aux détails, une connaissance approfondie des procédures et une collaboration étroite avec l'équipe médicale.

Importance de la Préparation de la Salle d'Accouchement

L'environnement dans lequel se déroule l'accouchement doit être optimal pour répondre aux besoins médicaux et assurer le confort de la parturiente. Une salle bien préparée permet à l'équipe soignante de réagir rapidement aux situations normales comme aux urgences, en disposant immédiatement du matériel adéquat. Elle contribue également à instaurer un climat de confiance et de sérénité pour la patiente, réduisant ainsi son stress et favorisant une expérience positive de la naissance.

Vérification du Matériel d'Accouchement

Inventaire du Matériel Nécessaire

L'aide-soignant doit s'assurer que tous les équipements et instruments requis sont présents et en bon état de fonctionnement. Cela inclut :

- **Table d'accouchement ajustable** : Vérifier le bon fonctionnement des réglages pour adapter la position de la patiente.
- **Matériel de monitoring fœtal** : S'assurer que le cardiotocographe est opérationnel, avec des capteurs et des ceintures propres.
- **Éclairage adéquat** : Tester les lampes chirurgicales pour une visibilité optimale.
- **Instruments stériles** : Préparer les sets d'accouchement contenant les pinces de cordon, les ciseaux, les clamps et les compresses stériles.
- **Matériel de suture** : Vérifier la disponibilité des aiguilles, des fils résorbables et des instruments nécessaires en cas d'épisiotomie ou de déchirure.
- **Équipements de réanimation néonatale** : Assurer la présence d'un masque à oxygène pédiatrique, d'un ballon autoremplisseur, d'une source d'oxygène fonctionnelle et d'une table chauffante.
- **Matériel d'aspiration** : Tester les systèmes d'aspiration pour éliminer les sécrétions si nécessaire.
- **Produits et consommables** : Prévoir des compresses, des champs stériles, des gants à usage unique stériles et non stériles, des antiseptiques, et du matériel de perfusion.
- **Dispositifs de recueil des déchets** : Mettre en place des conteneurs appropriés pour les déchets biologiques et les objets piquants ou tranchants.
- **Matériel pour la mère** : Préparer des alèses, des protections hygiéniques, et veiller au confort avec des oreillers et des couvertures propres.

Contrôle du Fonctionnement et de la Disponibilité

- **Inspection Visuelle** : Examiner chaque équipement pour détecter d'éventuels signes de détérioration ou de contamination.

- **Test des Appareils Électriques** : Allumer les moniteurs, les systèmes d'aspiration et l'éclairage pour vérifier leur bon fonctionnement.
- **Vérification des Dates de Péremption** : Contrôler les dates sur les solutions antiseptiques, les médicaments d'urgence, et les dispositifs médicaux à usage unique.
- **Organisation Logistique** : Disposer le matériel de manière ergonomique pour faciliter l'accès rapide lors de l'accouchement.

Documentation

- **Check-list** : Utiliser une liste de contrôle standardisée pour ne rien omettre et assurer une traçabilité.
- **Signalement des Anomalies** : Informer immédiatement l'infirmière ou le responsable du service en cas de matériel manquant ou défectueux, pour une résolution rapide.
- **Mise à Jour des Stocks** : Participer à la gestion des stocks en signalant les besoins de réapprovisionnement.

Respect des Protocoles d'Asepsie

Principes Fondamentaux de l'Asepsie

L'asepsie vise à prévenir la contamination microbienne et les infections nosocomiales. Elle repose sur des pratiques rigoureuses pour maintenir un environnement stérile ou propre, en évitant l'introduction ou la propagation de micro-organismes.

Hygiène des Mains

- **Lavage des Mains** : Réaliser une hygiène des mains scrupuleuse avant toute manipulation, en utilisant une solution hydroalcoolique ou un lavage à l'eau et au savon selon les indications.

- **Fréquence** : Se laver les mains avant et après chaque contact avec la patiente, après avoir touché du matériel potentiellement contaminé, et après le retrait des gants.

Port de Tenue Adaptée

- **Tenue Professionnelle** : Porter une blouse propre dédiée au service, changée régulièrement.
- **Équipements de Protection Individuelle (EPI)** : Utiliser des gants à usage unique, un masque chirurgical, une charlotte pour les cheveux, et des surchaussures si nécessaire.
- **Changement des Gants** : Remplacer les gants entre chaque procédure et en cas de déchirure ou de contamination.

Préparation de la Salle

- **Nettoyage et Désinfection** : Assurer le nettoyage des surfaces de travail, de la table d'accouchement, et des équipements avec des produits désinfectants appropriés.
- **Respect des Zones Propres et Salles** : Maintenir une séparation entre les zones stériles et les zones potentiellement contaminées.
- **Ventilation** : Vérifier que le système de ventilation est opérationnel pour réduire la concentration de micro-organismes dans l'air.

Manipulation du Matériel Stérile

- **Maintien de la Stérilité** : Manipuler les instruments stériles avec précaution, en évitant tout contact avec des surfaces non stériles.
- **Ouverture des Emballages** : Ouvrir les sets stériles juste avant leur utilisation, en respectant les techniques d'ouverture pour ne pas contaminer le contenu.

- **Organisation du Champ Stérile** : Préparer un espace dédié où les instruments stériles sont disposés de manière ordonnée.

Gestion des Déchets et du Linge

- **Élimination des Déchets** : Jeter les déchets biologiques et les objets piquants dans des conteneurs spécifiques, en respectant les protocoles d'élimination.
- **Traitement du Linge Souillé** : Placer le linge utilisé dans des sacs étanches prévus à cet effet, éviter de le secouer pour prévenir la dispersion des contaminants.

Préparation des Solutions Antiseptiques

- **Vérification des Produits** : S'assurer que les solutions antiseptiques sont conformes, non périmées, et stockées dans des conditions adéquates.
- **Utilisation Correcte** : Appliquer les antiseptiques selon les recommandations, en respectant les temps de contact nécessaires pour une efficacité optimale.

Collaboration avec l'Équipe Soignante

Communication Efficace

- **Briefing Pré-accouchement** : Participer aux réunions d'équipe pour être informé des spécificités de chaque patiente et des éventuels risques.
- **Transmission des Informations** : Communiquer clairement sur l'état de préparation de la salle, les anomalies constatées, et les actions entreprises.

Assistance pendant l'Accouchement

- **Réactivité** : Rester disponible pour apporter rapidement le matériel supplémentaire si nécessaire.
- **Anticipation** : Prévoir les besoins en fonction du déroulement de l'accouchement, comme la préparation du matériel de réanimation néonatale en cas de signes de détresse fœtale.

Formation et Mise à Jour des Connaissances

Conformité aux Protocoles Actualisés

- **Formation Continue** : Participer aux sessions de formation sur les protocoles d'asepsie, la gestion du matériel et la prévention des infections.
- **Veille Professionnelle** : Se tenir informé des nouvelles recommandations, des mises à jour des procédures et des innovations technologiques.

Sensibilisation à la Sécurité

- **Culture de Sécurité** : Adopter une attitude proactive pour identifier et signaler les risques potentiels, contribuer à l'amélioration des pratiques.
- **Partage des Bonnes Pratiques** : Échanger avec les collègues sur les méthodes efficaces, les astuces pour optimiser la préparation et le respect des protocoles.

Respect des Normes Éthiques et Légales

Confidentialité et Respect de la Patiente

- **Préservation de l'Intimité** : S'assurer que la salle est prête à accueillir la patiente dans des conditions respectueuses de sa dignité.
- **Consentement Éclairé** : Bien que la préparation de la salle ne nécessite pas de consentement spécifique, être conscient que chaque intervention auprès de la patiente doit être précédée d'une explication et de son accord.

Traçabilité et Responsabilité

- **Documentation** : Noter les actions effectuées, les contrôles réalisés, et les éventuelles anomalies dans les registres appropriés.
- **Responsabilité Professionnelle** : Reconnaître l'importance de son rôle dans la chaîne de soins, agir avec rigueur et professionnalisme.

Impact sur la Qualité des Soins et le Bien-être des Patientes

Une salle d'accouchement bien préparée contribue significativement à :

- **La Sécurité des Soins** : Réduction des risques d'infection, de complications liées à un matériel inadéquat ou défaillant.
- **Le Confort de la Patiente** : Installation dans un environnement propre, accueillant, qui favorise la détente et la confiance.

- **L'Efficacité de l'Équipe** : Facilitation du travail des soignants, permettant une concentration sur les gestes techniques et l'accompagnement de la patiente.
- **L'Expérience Positive de la Naissance** : Création d'un cadre propice à un accouchement serein, laissant un souvenir favorable à la mère et à sa famille.

- **Collaboration interprofessionnelle** : coordination avec l'équipe médicale pour une prise en charge optimale.

La collaboration interprofessionnelle est au cœur de la qualité des soins en maternité-gynécologie. Dans un environnement où les besoins des patientes sont complexes et multidimensionnels, la coordination efficace entre tous les membres de l'équipe soignante est essentielle pour assurer une prise en charge globale et personnalisée. L'aide-soignant joue un rôle clé dans cette dynamique collaborative, agissant comme un lien vital entre les patientes et les différents professionnels de santé.

Importance de la Collaboration Interprofessionnelle

La santé des femmes en maternité-gynécologie englobe des aspects médicaux, psychologiques, sociaux et culturels. Pour répondre à ces besoins variés, une approche pluridisciplinaire est indispensable. La collaboration interprofessionnelle permet :

- **Une Communication Efficace** : Partage d'informations pertinentes sur l'état de la patiente, ses besoins et ses préférences, évitant ainsi les erreurs et les redondances.
- **Une Continuité des Soins** : Coordination des interventions pour assurer une prise en charge cohérente tout au long du parcours de soins.
- **Une Prise de Décision Partagée** : Contribution de chaque professionnel selon son expertise, pour élaborer des plans de soins adaptés.

- **Une Optimisation des Ressources** : Utilisation efficiente des compétences de chacun, améliorant la qualité et l'efficacité des soins.
- **Une Satisfaction Accrue des Patientes** : Expérience positive grâce à une équipe soudée et attentive à leurs besoins.

Rôle de l'Aide-Soignant dans la Collaboration Interprofessionnelle

Communication et Transmission d'Informations

L'aide-soignant est souvent le professionnel le plus proche des patientes, passant du temps à leurs côtés pour les soins de base et le soutien quotidien. Cette position privilégiée lui permet de recueillir des informations précieuses sur :

- **Les Signes Cliniques** : Observations de changements physiques, douleurs, symptômes nouveaux ou aggravés.
- **Le Bien-Être Psychologique** : Détection de l'anxiété, de la dépression, des préoccupations ou des peurs.
- **Les Besoins et Préférences** : Attentes de la patiente concernant ses soins, ses souhaits pour l'accouchement, ses difficultés éventuelles.

L'aide-soignant doit transmettre ces informations de manière précise et opportune aux infirmières, sages-femmes, médecins et autres membres de l'équipe. Cela se fait à travers :

- **Rapports Oraux** : Pendant les réunions d'équipe, les transmissions de début et de fin de service, ou en cas de changement notable.
- **Documentation Écrite** : Notes dans le dossier de soins, en respectant les protocoles de traçabilité et de confidentialité.

Participation aux Réunions de Service

L'aide-soignant est encouragé à participer activement aux réunions de service, où les cas des patientes sont discutés et les plans de soins élaborés. Sa contribution peut inclure :

- **Partage d'Observations** : Apporter des informations sur le comportement, les interactions et les réactions de la patiente aux soins.
- **Propositions d'Amélioration** : Suggérer des ajustements aux plans de soins basés sur sa connaissance pratique des besoins de la patiente.
- **Retour d'Expérience** : Fournir un feedback sur l'efficacité des interventions et l'accueil des patientes.

Collaboration avec les Sages-Femmes et les Infirmières

Avec les sages-femmes et les infirmières, l'aide-soignant forme une équipe de proximité qui assure les soins quotidiens. Cette collaboration repose sur :

- **Répartition des Tâches** : Compréhension claire des rôles et des responsabilités de chacun, évitant les chevauchements ou les oublis.
- **Soutien Mutuel** : Assistance lors des procédures, partage des charges de travail, aide en cas de situation complexe.
- **Formation et Apprentissage** : Échange de connaissances, participation à des formations conjointes pour harmoniser les pratiques.

Coordination avec les Médecins

Les gynécologues-obstétriciens et autres médecins comptent sur l'aide-soignant pour obtenir des informations précises sur l'état des patientes. L'aide-soignant doit :

- **Faciliter les Consultations** : Préparer la patiente pour les examens, assurer que les documents nécessaires sont disponibles.
- **Assister lors des Procédures** : Aider à l'installation, fournir le matériel, veiller au confort de la patiente.
- **Communiquer Efficacement** : Signaler rapidement les signes d'alerte, poser des questions pour clarifier les directives.

Interaction avec les Autres Professionnels

La maternité-gynécologie implique également d'autres professionnels :

- **Psychologues** : L'aide-soignant peut orienter les patientes vers un soutien psychologique si des signes de détresse sont observés.
- **Assistantes Sociales** : Collaborer pour aider les patientes confrontées à des difficultés socio-économiques.
- **Diététiciens** : Transmettre les préoccupations liées à la nutrition, participer à l'éducation alimentaire.
- **Kinésithérapeutes** : Coordonner les soins de rééducation périnéale ou respiratoire.

Compétences Clés pour une Collaboration Efficace

Communication Claire et Respectueuse

- **Écoute Active** : Prêter attention aux informations fournies par les collègues, poser des questions pour clarifier.
- **Expression Adaptée** : Utiliser un langage professionnel, éviter le jargon excessif, s'assurer d'être compris.
- **Respect Mutuel** : Valoriser les compétences de chaque professionnel, éviter les jugements ou les conflits ouverts.

Esprit d'Équipe

- **Coopération** : Travailler ensemble pour atteindre des objectifs communs, partager les succès et les défis.
- **Flexibilité** : S'adapter aux besoins changeants du service, être prêt à aider au-delà de ses tâches habituelles.
- **Soutien Émotionnel** : Offrir un encouragement aux collègues, reconnaître les signes de stress ou de fatigue.

Connaissance des Rôles et des Protocoles

- **Compréhension des Responsabilités** : Savoir ce qui relève de son rôle et quand solliciter un autre professionnel.
- **Respect des Protocoles** : Appliquer les procédures établies pour assurer la sécurité et l'efficacité des soins.
- **Formation Continue** : Se tenir informé des mises à jour, participer aux formations interprofessionnelles.

Gestion des Conflits

- **Approche Constructive** : Aborder les désaccords avec calme, chercher des solutions plutôt que des coupables.
- **Médiation** : Faire appel à un supérieur ou à un médiateur en cas de conflit persistant.
- **Auto-Analyse** : Réfléchir à sa propre contribution au problème, être ouvert aux critiques constructives.

Avantages de la Collaboration pour les Patientes

- **Soins Intégrés** : Les patientes bénéficient d'une prise en charge globale qui tient compte de tous les aspects de leur santé.

- **Réduction des Risques** : Moins d'erreurs médicales grâce à une communication fluide et une coordination précise.
- **Amélioration de l'Expérience** : Les patientes se sentent soutenues par une équipe unie, ce qui renforce leur confiance.
- **Efficacité des Soins** : Les interventions sont mieux planifiées, les délais réduits, les ressources optimisées.

Exemples Concrets de Collaboration

Cas d'une Patiente en Travail Prématuré

- **Observation Initiale** : L'aide-soignant remarque des contractions fréquentes chez une patiente.
- **Transmission Rapide** : Il informe immédiatement la sage-femme, fournissant des détails précis.
- **Action Coordonnée** : La sage-femme évalue la patiente, le médecin est averti, un plan de soins est mis en place.
- **Suivi Multidisciplinaire** : L'aide-soignant assiste aux soins, le psychologue est impliqué pour le soutien émotionnel, l'équipe travaille en synergie.

Accompagnement d'une Patiente Atteinte de Diabète Gestationnel

- **Éducation Alimentaire** : L'aide-soignant collabore avec le diététicien pour renforcer les conseils nutritionnels.
- **Surveillance Glycémique** : Participe à la surveillance, note les valeurs, informe l'infirmière.
- **Soutien Psychologique** : Observe les signes d'inquiétude, oriente la patiente vers un soutien supplémentaire.

Défis de la Collaboration Interprofessionnelle

- **Charge de Travail** : Les contraintes de temps peuvent limiter les échanges.
- **Différences de Perspectives** : Les approches peuvent varier selon les professions, nécessitant un effort de conciliation.
- **Barrières Hiérarchiques** : Il peut exister des obstacles liés à la perception des rôles ou au statut professionnel.

Stratégies pour Améliorer la Collaboration

- **Développement des Compétences en Communication** : Formations spécifiques, ateliers de simulation.
- **Mise en Place de Protocoles Clairs** : Définitions précises des rôles, procédures standardisées.
- **Promotion d'une Culture Collaborative** : Encourager le respect mutuel, valoriser les contributions de chacun.
- **Utilisation d'Outils Technologiques** : Dossiers patients informatisés partagés, messagerie sécurisée.

Soins postnataux

- **Surveillance post-partum** : identification des signes d'hémorragie, de fièvre ou d'infection.

La période post-partum, qui s'étend de l'accouchement jusqu'aux six semaines suivantes, est une phase cruciale où la femme subit de nombreuses transformations physiologiques. Durant cette période, la vigilance des professionnels de santé, et notamment celle de l'aide-soignant, est essentielle pour détecter rapidement toute complication pouvant mettre en danger la santé de la mère.

Parmi les complications les plus sérieuses, l'hémorragie, la fièvre et les infections occupent une place prépondérante. Une surveillance attentive permet non seulement de prévenir ces complications, mais aussi d'assurer une prise en charge rapide et efficace si elles surviennent.

Importance de la Surveillance Post-Partum

Après l'accouchement, le corps de la femme entreprend un processus de retour à l'état pré-gestationnel, appelé involution utérine. Ce processus implique une série de changements hormonaux et physiologiques qui peuvent parfois entraîner des complications. L'aide-soignant, en tant que membre clé de l'équipe soignante, joue un rôle déterminant dans la surveillance et l'identification précoce des signes alarmants.

Identification des Signes d'Hémorragie Post-Partum

Compréhension de l'Hémorragie Post-Partum

L'hémorragie post-partum est définie comme une perte sanguine supérieure à 500 ml après un accouchement par voie basse, ou à 1 000 ml après une césarienne. Elle constitue une urgence obstétricale pouvant conduire à un choc hypovolémique et mettre en jeu le pronostic vital de la mère.

Causes Principales

- **Atonie utérine** : L'utérus ne se contracte pas suffisamment pour comprimer les vaisseaux sanguins.
- **Rétention placentaire** : Des fragments de placenta restent attachés à la paroi utérine.

- **Traumatismes du canal génital** : Déchirures du col, du vagin ou du périnée.
- **Troubles de la coagulation** : Pathologies affectant la capacité du sang à coaguler.

Rôle de l'Aide-Soignant dans la Détection

Surveillance des Lochies

Les lochies sont les écoulements utérins constitués de sang, de mucus et de débris placentaires qui surviennent après l'accouchement.

- **Quantité** : Observer la quantité des saignements. Un saignement abondant nécessitant le changement de plusieurs serviettes hygiéniques en une heure est alarmant.
- **Couleur** : Les lochies évoluent du rouge vif (lochies rubra) les premiers jours, au rosé (lochies serosa), puis au jaune-blanc (lochies alba). Un retour à une couleur rouge vif après une évolution normale peut indiquer une hémorragie.
- **Présence de caillots** : Signaler la présence de gros caillots, qui peuvent indiquer une rétention.

Observation de l'État Général

- **Tachycardie** : Une augmentation de la fréquence cardiaque peut être un signe de compensation face à la perte sanguine.
- **Hypotension artérielle** : Une baisse de la tension artérielle est un signe tardif de choc.
- **Pâleur et sueurs froides** : Indiquent une mauvaise perfusion tissulaire.
- **Sensations de vertige ou de faiblesse** : Doivent être prises au sérieux, surtout si elles s'aggravent en position debout.

Palpation de l'Utérus

- **Consistance** : Un utérus mou ou flasque (atonie utérine) est un facteur de risque majeur d'hémorragie.
- **Position** : Un utérus situé au-dessus de l'ombilic peut indiquer une rétention ou une vessie pleine qui empêche la contraction utérine.

Actions Immédiates

- **Alerter Immédiatement** : Informer l'infirmière ou la sage-femme en cas de signes évocateurs.
- **Massage Utérin** : Si formé et autorisé, réaliser un massage du fond utérin pour stimuler les contractions.
- **Surveillance Renforcée** : Mesurer les signes vitaux plus fréquemment.
- **Assurer la Sécurité de la Patiente** : Rassurer, installer en position allongée, éviter les déplacements inutiles.

Identification des Signes de Fièvre

Compréhension de la Fièvre Post-Partum

Une élévation de la température corporelle au-dessus de 38°C à deux reprises, à six heures d'intervalle, dans les dix premiers jours suivant l'accouchement (hors premières 24 heures), est considérée comme pathologique et peut être le signe d'une infection.

Causes Possibles

- **Endométrite** : Infection de la muqueuse utérine.
- **Infection de la Plaie** : Suite à une épisiotomie ou une césarienne.
- **Mastite** : Infection du sein liée à l'allaitement.
- **Infection Urinaire** : Favorisée par la pose de sondes ou la stase urinaire.

- **Thrombophlébite** : Formation d'un caillot dans une veine.

Rôle de l'Aide-Soignant dans la Détection

Mesure de la Température

- **Fréquence** : Prendre la température selon le protocole, généralement deux fois par jour, ou plus si nécessaire.
- **Méthode** : Utiliser un thermomètre fiable, respecter les règles d'hygiène.

Observation des Signes Associés

- **Frissons** : Indiquent souvent le début d'un épisode fébrile.
- **Transpiration Nocturne** : Peut être un signe d'infection.
- **Douleurs Localisées** : Au niveau de l'utérus, des seins, des jambes ou des voies urinaires.
- **Rougeur, Chaleur, Œdème** : Au niveau des cicatrices ou des membres inférieurs.

Surveillance des Lochies

- **Odeur Fétide** : Peut indiquer une endométrite.
- **Changement de Couleur ou de Consistance** : À signaler.

Actions Immédiates

- **Informer l'Équipe Soignante** : Transmettre les valeurs de température et les signes associés.
- **Confort de la Patiente** : Hydrater, découvrir si fièvre, couvrir si frissons.
- **Prévenir les Complications** : Encourager la mobilisation précoce pour éviter la stase veineuse, promouvoir l'hygiène.

Identification des Signes d'Infection

Types d'Infections Courantes

Endométrite Puerpérale

- **Symptômes** : Fièvre, douleurs abdominales basses, lochies malodorantes.
- **Risque** : Peut se propager aux trompes et aux ovaires.

Infection de la Plaie Opératoire

- **Symptômes** : Rougeur, chaleur, œdème, écoulement purulent au niveau de la cicatrice.
- **Risque** : Retard de cicatrisation, propagation systémique.

Mastite

- **Symptômes** : Sein douloureux, rouge, dur, fièvre.
- **Risque** : Abcès mammaire si non traité.

Infection Urinaire

- **Symptômes** : Brûlures mictionnelles, envies fréquentes d'uriner, douleurs sus-pubiennes.
- **Risque** : Pyélonéphrite si l'infection remonte aux reins.

Rôle de l'Aide-Soignant dans la Détection

Observation Ciblée

- **Inspection des Plaies** : Surveiller l'aspect des cicatrices, en respectant l'intimité.
- **Évaluation de la Douleur** : Demander à la patiente de décrire la localisation, l'intensité et le type de douleur.
- **Surveillance des Urines** : Noter la couleur, l'odeur, la fréquence des mictions.

Promotion de l'Hygiène

- **Soins Locaux** : Aider la patiente à effectuer une toilette intime appropriée.
- **Allaitement** : Conseiller sur les techniques correctes pour éviter les engorgements et les crevasses.

Actions Immédiates

- **Signalement** : Informer sans délai l'infirmière ou la sage-femme des signes évocateurs d'infection.
- **Prélèvements** : Préparer la patiente pour d'éventuels prélèvements bactériologiques.
- **Éducation** : Renforcer les conseils d'hygiène, expliquer l'importance de signaler tout symptôme inhabituel.

Communication avec l'Équipe Soignante

La transmission efficace des informations est essentielle pour une prise en charge rapide.

- **Clarté** : Fournir des informations précises, objectives, en utilisant des termes médicaux appropriés.
- **Complétude** : Mentionner tous les signes observés, même s'ils semblent mineurs.
- **Documentation** : Noter les observations dans le dossier de soins, en respectant la confidentialité.

Prévention et Rôle Éducatif

L'aide-soignant a également un rôle préventif en éduquant la patiente :

- **Hygiène Personnelle** : Expliquer les bonnes pratiques de toilette intime, le lavage des mains.

- **Mobilisation** : Encourager la patiente à bouger pour favoriser la circulation sanguine.
- **Hydratation et Alimentation** : Promouvoir une alimentation équilibrée et une hydratation suffisante.
- **Reconnaissance des Signes d'Alerte** : Informer la patiente des symptômes qui doivent l'amener à consulter rapidement.

Soutien Émotionnel

La période post-partum peut être éprouvante émotionnellement. L'aide-soignant doit :

- **Écoute Active** : Se montrer disponible pour écouter les préoccupations de la patiente.
- **Empathie** : Reconnaître ses émotions, normaliser ses ressentis.
- **Réassurance** : Fournir des informations rassurantes, expliquer les procédures.

- **Soins au nouveau-né** : mesure des paramètres vitaux, premiers soins, identification des anomalies.

La naissance d'un nouveau-né est un moment à la fois merveilleux et délicat, où chaque geste compte pour assurer le bien-être et la santé du bébé. L'aide-soignant joue un rôle crucial dans les premières heures de vie, en réalisant la mesure des paramètres vitaux, en prodiguant les premiers soins essentiels et en identifiant les éventuelles anomalies nécessitant une intervention médicale. Cette responsabilité exige une combinaison de compétences techniques, d'observation attentive et d'une grande sensibilité aux besoins du nouveau-né.

Mesure des Paramètres Vitaux du Nouveau-Né

La surveillance des paramètres vitaux est fondamentale pour évaluer l'état de santé du nouveau-né et détecter rapidement tout signe de détresse. Les paramètres principaux à surveiller sont la fréquence cardiaque, la fréquence respiratoire, la température corporelle et la saturation en oxygène.

Fréquence Cardiaque

La fréquence cardiaque normale d'un nouveau-né se situe entre 120 et 160 battements par minute. Pour la mesurer :

- **Palpation du Pouls** : Le pouls fémoral ou brachial peut être palpé délicatement. Toutefois, chez le nouveau-né, l'auscultation avec un stéthoscope au niveau du thorax est souvent plus fiable.
- **Observation du Coloris** : Une peau rosée indique généralement une bonne perfusion.
- **Signes d'Alerte** : Une tachycardie (fréquence supérieure à 160 bpm) ou une bradycardie (fréquence inférieure à 100 bpm) peut indiquer une détresse cardiaque ou respiratoire.

Fréquence Respiratoire

La fréquence respiratoire normale est de 40 à 60 respirations par minute. Pour l'évaluer :

- **Observation Visuelle** : Compter les mouvements thoraco-abdominaux pendant une minute complète, car la respiration du nouveau-né est souvent irrégulière.
- **Écoute des Bruits Respiratoires** : Noter la présence de sibilances, de grognements ou de tirage intercostal.

- **Signes d'Alerte** : Une tachypnée (fréquence supérieure à 60) ou une apnée (arrêt respiratoire de plus de 20 secondes) nécessite une intervention immédiate.

Température Corporelle

Les nouveau-nés sont particulièrement sensibles aux variations de température en raison de leur surface corporelle importante par rapport à leur poids et de leur capacité limitée à réguler leur température.

- **Mesure Axillaire** : La température normale est comprise entre 36,5°C et 37,5°C.
- **Prévention de l'Hypothermie** : Maintenir le bébé au chaud en utilisant des couvertures, un bonnet, et en favorisant le contact peau à peau avec la mère.
- **Signes d'Alerte** : Une hypothermie (température inférieure à 36,5°C) peut indiquer une infection ou une exposition au froid, tandis qu'une hyperthermie (température supérieure à 37,5°C) peut être due à une infection ou à une surchauffe environnementale.

Saturation en Oxygène

La saturation en oxygène est mesurée à l'aide d'un saturomètre adapté aux nouveau-nés.

- **Valeurs Normales** : Une saturation supérieure à 95% est considérée comme normale.
- **Signes d'Alerte** : Une saturation inférieure à 90% nécessite une évaluation immédiate pour identifier une possible détresse respiratoire ou cardiopathie congénitale.

Premiers Soins au Nouveau-Né

Les premiers soins prodigués au nouveau-né sont essentiels pour assurer sa transition vers la vie extra-utérine et prévenir les complications. L'aide-soignant intervient en collaboration avec la sage-femme et le pédiatre pour garantir le bien-être du bébé.

Accueil du Nouveau-Né

- **Sécher le Bébé** : Immédiatement après la naissance, sécher délicatement le nouveau-né pour prévenir l'hypothermie, en commençant par la tête.
- **Stimuler Doucement** : Si nécessaire, stimuler le bébé en le frottant doucement pour encourager la respiration.
- **Maintenir la Température** : Placer le nouveau-né sur le ventre de sa mère pour un contact peau à peau, couvrir avec une couverture chaude, et poser un bonnet pour limiter les pertes de chaleur.

Évaluation du Score d'Apgar

Bien que cette évaluation soit généralement réalisée par la sage-femme ou le médecin, l'aide-soignant doit comprendre ses composantes :

- **Fréquence Cardiaque**
- **Effort Respiratoire**
- **Tonus Musculaire**
- **Réactivité aux Stimuli**
- **Coloration de la Peau**

Le score est évalué à 1, 5 et 10 minutes de vie pour déterminer l'état général du nouveau-né.

Soins du Cordon Ombilical

- **Clampage et Section** : Assister la sage-femme si nécessaire.
- **Soins du Moignon** : Nettoyer avec une solution antiseptique adaptée, maintenir le moignon propre et sec, et surveiller les signes d'infection.

Vérification de la Perméabilité des Voies Aériennes

- **Désobstruction** : Si le nouveau-né présente des sécrétions excessives, utiliser une poire nasale ou une sonde d'aspiration douce pour libérer les voies aériennes.
- **Positionnement** : Placer le bébé en position semi-latérale pour faciliter le drainage des sécrétions.

Administration de la Vitamine K

- **Prévention des Hémorragies** : La vitamine K est administrée pour prévenir la maladie hémorragique du nouveau-né.
- **Voie d'Administration** : Selon le protocole, elle peut être donnée par voie intramusculaire ou orale.

Identification du Nouveau-Né

- **Bracelets d'Identification** : Placer des bracelets sur le poignet et la cheville du bébé avec son nom, son sexe, la date et l'heure de naissance, et le nom de la mère.
- **Empreintes** : Prendre les empreintes plantaires du nouveau-né si requis par le protocole de l'établissement.

Soutien à l'Allaitement Maternel

- **Mise au Sein Précoce** : Encourager et aider la mère à mettre son bébé au sein dès que possible, favorisant ainsi le lien d'attachement et la montée de lait.
- **Positionnement Correct** : Aider la mère à trouver une position confortable pour elle et le bébé, assurant une bonne prise du mamelon.

Identification des Anomalies

La détection précoce des anomalies est cruciale pour une intervention rapide et efficace. L'aide-soignant doit être attentif aux signes cliniques pouvant indiquer un problème.

Anomalies Respiratoires

- **Détresse Respiratoire** : Signes tels que le tirage intercostal, le battement des ailes du nez, le geignement expiratoire.
- **Cyanose Centrale** : Coloration bleutée des lèvres, de la langue et du visage, indiquant une hypoxie.

Anomalies Cardiaques

- **Bradycardie ou Tachycardie Persistante** : Fréquence cardiaque en dehors des normes malgré la stimulation.
- **Souffle Cardiaque** : Bruit anormal à l'auscultation pouvant révéler une malformation cardiaque.

Anomalies Neurologiques

- **Hypotonie ou Hypertonie** : Faible tonus musculaire ou rigidité anormale.
- **Convulsions** : Mouvements involontaires, fixité du regard, trémulations.

Anomalies Morphologiques

- **Malformations Congénitales** : Déformation des membres, fente labiale ou palatine, anomalies du rachis.
- **Imperforation** : Absence d'ouverture anale (atrésie anale), obstruction des choanes (atrésie des choanes).

Anomalies Métaboliques

- **Hypoglycémie Néonatale** : Symptômes tels que tremblements, irritabilité, léthargie.
- **Ictère Précoce** : Jaunisse apparaissant dans les premières 24 heures, pouvant indiquer une hémolyse.

Anomalies Cutanées

- **Éruptions ou Lésions** : Taches rouges, pustules, ou vésicules pouvant être signes d'infection.
- **Pétéchies ou Ecchymoses** : Points rouges ou bleus dus à des saignements sous-cutanés.

Signes d'Infection

- **Fièvre ou Hypothermie** : Température corporelle anormale.
- **Mauvaise Réactivité** : Bébé peu réactif, refusant de s'alimenter.

Actions en Cas d'Anomalies Détectées

- **Alerter Immédiatement** : Informer la sage-femme, l'infirmière ou le pédiatre sans délai.
- **Surveillance Renforcée** : Continuer à observer attentivement le nouveau-né en attendant l'intervention du personnel médical.
- **Assurer le Confort et la Sécurité** : Maintenir le bébé au chaud, en position sécuritaire, et éviter les stimuli excessifs.
- **Documentation Précise** : Noter les signes observés, l'heure et les actions entreprises dans le dossier de soins.

Collaboration avec l'Équipe Soignante

- **Communication Efficace** : Transmettre les informations de manière claire et concise, en utilisant les termes médicaux appropriés.
- **Participation Active** : Assister le personnel médical lors des interventions, préparer le matériel nécessaire.
- **Suivi des Protocoles** : Respecter les procédures établies pour chaque situation, assurer une prise en charge conforme aux normes de l'établissement.

Relation avec les Parents

- **Soutien Émotionnel** : Accompagner les parents, répondre à leurs questions, les rassurer sans minimiser les situations préoccupantes.
- **Éducation** : Expliquer les soins prodigués, montrer comment manipuler le bébé en toute sécurité, encourager leur participation.
- **Respect et Empathie** : Reconnaître les émotions des parents, notamment l'inquiétude ou le stress, et adapter son approche en conséquence.

Prévention des Infections

- **Hygiène des Mains** : Se laver les mains avant et après chaque contact avec le nouveau-né.
- **Port de Gants** : Utiliser des gants lors des soins à risque de contact avec des liquides biologiques.
- **Équipement Propre** : S'assurer que tout le matériel utilisé est propre ou stérile selon les protocoles.

Formation Continue et Compétences

- **Mise à Jour des Connaissances** : Participer aux formations sur les soins néonatals, les réanimations de base, les protocoles d'urgence.
- **Développement des Compétences Techniques** : Maîtriser l'utilisation des équipements tels que les saturomètres, les thermomètres électroniques, les dispositifs d'aspiration.
- **Sens de l'Observation** : Affiner sa capacité à détecter les signes subtils de détresse ou d'anomalie.

- **Promotion de l'allaitement** : aide à la mise au sein, conseils sur les positions d'allaitement.

L'allaitement maternel est une étape fondamentale dans la vie d'une mère et de son enfant, offrant des bénéfices nutritionnels, immunologiques et affectifs incomparables. En tant qu'aide-soignant en maternité-gynécologie, vous jouez un rôle crucial dans la promotion de l'allaitement, en soutenant les mères dès les premiers instants et en les guidant pour assurer une expérience positive et réussie. Cela implique une assistance attentive à la mise au sein et des conseils éclairés sur les positions d'allaitement, adaptés aux besoins individuels de chaque dyade mère-enfant.

Importance de l'Allaitement Maternel

L'allaitement est recommandé par l'Organisation mondiale de la santé comme mode d'alimentation exclusif pendant les six premiers mois de la vie. Il contribue non seulement à la santé physique du nourrisson en lui fournissant tous les nutriments essentiels, mais aussi à son développement émotionnel grâce au lien étroit créé avec sa mère. Pour la mère, l'allaitement favorise la récupération post-partum, réduit les risques de certaines maladies et renforce le sentiment de compétence parentale.

Aide à la Mise au Sein

Premier Contact et Initiation Précoce

Dès la naissance, le contact peau à peau est encouragé pour favoriser la thermorégulation du nouveau-né et stimuler ses réflexes naturels de succion. L'aide-soignant peut faciliter ce moment en veillant à ce que la mère et l'enfant soient confortablement installés, dans un environnement calme et chaleureux.

Techniques pour une Bonne Prise du Sein

Une mise au sein efficace est essentielle pour assurer un allaitement réussi et prévenir les complications telles que les crevasses ou l'engorgement. Voici comment vous pouvez aider :

- **Observation des Signes d'Éveil du Bébé** : Encourager la mère à reconnaître les signaux de faim du nourrisson, comme les mouvements de la bouche, les tétées des mains ou l'agitation.
- **Positionnement du Bébé** : Assister la mère pour que le bébé soit bien aligné, ventre contre ventre, avec la tête, les épaules et les hanches alignées, facilitant ainsi une succion efficace.
- **Prise du Sein** : Conseiller la mère sur la manière d'inciter le bébé à ouvrir grand la bouche en effleurant sa lèvre supérieure avec le mamelon, puis à le rapprocher rapidement pour qu'il prenne une grande partie de l'aréole.
- **Vérification de la Succion** : S'assurer que le bébé tète avec des mouvements lents et profonds, et que la mère ne ressent pas de douleur, signe d'une bonne prise.

Signes d'une Bonne Mise au Sein

- **Absence de Douleur** : L'allaitement ne doit pas être douloureux. Si la mère ressent une douleur persistante, il est important de réajuster la position.
- **Déglutition Audible** : Entendre le bébé avaler régulièrement indique qu'il reçoit suffisamment de lait.
- **Bébé Satisfait** : Après la tétée, le bébé semble apaisé, avec des signes de satiété.
- **Seins Souples Après la Tétée** : La mère ressent un soulagement de la tension mammaire.

Conseils sur les Positions d'Allaitement

Chaque mère et chaque bébé sont uniques, et il n'existe pas de position universelle idéale. Il est important de proposer différentes options pour trouver celle qui convient le mieux à la dyade.

Position de la Madone (Berceau)

- **Description** : La mère est assise confortablement, le dos bien soutenu. Le bébé est couché sur le côté, son ventre contre celui de la mère, sa tête reposant dans le creux du coude maternel du même côté que le sein offert.
- **Avantages** : Position naturelle, facile à adopter, particulièrement appréciée après les premiers jours.
- **Conseils** : Veiller à ce que le bébé soit bien aligné, pour éviter les tensions sur le cou.

Position de la Madone Inversée

- **Description** : Similaire à la madone, mais la mère soutient la tête du bébé avec la main opposée au sein offert, permettant un meilleur contrôle de la tête du nouveau-né.

- **Avantages** : Idéale pour les nouveau-nés ou les bébés ayant des difficultés à prendre le sein.
- **Conseils** : Utiliser des oreillers pour soutenir le bras de la mère et réduire la fatigue.

Position Ballon de Rugby (Sous le Bras)

- **Description** : Le bébé est placé sous le bras de la mère, son corps le long de son flanc, les pieds vers le dos de la mère. Sa tête est soutenue par la main de la mère, face au sein.
- **Avantages** : Recommandée après une césarienne pour éviter la pression sur l'abdomen, ou pour les mères de jumeaux.
- **Conseils** : Utiliser des coussins pour élever le bébé à la hauteur du sein, assurant ainsi un confort optimal.

Position Allongée sur le Côté

- **Description** : Mère et bébé sont allongés sur le côté, face à face. Le bébé est rapproché du sein, facilitant les tétées nocturnes ou en cas de fatigue maternelle.
- **Avantages** : Permet à la mère de se reposer tout en allaitant, réduit la pression sur les zones douloureuses post-accouchement.
- **Conseils** : S'assurer que le bébé est en sécurité, sans risque de tomber ou d'obstruction des voies respiratoires.

Position Biological Nurturing (Allaitement Semi-Incliné)

- **Description** : La mère est semi-allongée, soutenue par des coussins. Le bébé est placé à plat ventre sur elle, en position instinctive.
- **Avantages** : Favorise le réflexe naturel du bébé à chercher le sein, peut aider en cas de réflexe d'éjection fort.

- **Conseils** : Surveiller le bébé pour assurer une bonne prise et prévenir les difficultés respiratoires.

Rôle de l'Aide-Soignant dans le Soutien à l'Allaitement

Éducation et Information

- **Fournir des Conseils Personnalisés** : Adapter les recommandations en fonction des besoins spécifiques de la mère et du bébé, en tenant compte de leur confort et de leurs préférences.
- **Démonstrations Pratiques** : Montrer les positions d'allaitement, corriger les postures, et encourager la mère à essayer différentes options.
- **Répondre aux Questions** : Être disponible pour clarifier les doutes, rassurer sur les préoccupations courantes comme la quantité de lait ou la fréquence des tétées.

Prévention et Gestion des Problèmes Courants

- **Crevasses** : Conseiller sur l'importance d'une bonne prise du sein pour prévenir les douleurs, suggérer l'application de lait maternel ou de lanoline pure sur les mamelons.
- **Engorgements** : Encourager des tétées fréquentes, proposer des massages doux du sein, et l'application de chaleur avant la tétée.
- **Canaux Lactifères Obstrués** : Recommander des positions où le menton du bébé pointe vers la zone concernée, favoriser le drainage.

Soutien Émotionnel

- **Écoute Empathique** : Reconnaître les émotions de la mère, qu'il s'agisse de joie, de frustration ou de fatigue, et offrir un soutien sans jugement.
- **Encouragements** : Valoriser les efforts de la mère, célébrer les progrès, et rappeler les bénéfices de l'allaitement pour renforcer sa motivation.
- **Respect des Choix** : Si la mère choisit de ne pas allaiter ou de combiner avec un allaitement artificiel, respecter sa décision et la soutenir dans son parcours.

Collaboration avec l'Équipe Soignante

- **Coordination** : Travailler en étroite collaboration avec les sages-femmes, les consultantes en lactation et les pédiatres pour assurer une prise en charge cohérente.
- **Continuité des Soins** : Assurer le suivi des conseils donnés, transmettre les informations pertinentes lors des changements d'équipe.
- **Formation Continue** : Se tenir informé des dernières recommandations en matière d'allaitement, participer aux formations pour approfondir ses compétences.

Conseils Pratiques pour les Mères

- **Installer un Environnement Confortable** : Choisir un endroit calme, utiliser des coussins pour soutenir le dos et les bras, avoir de l'eau à portée de main.
- **Observer le Bébé** : Apprendre à reconnaître les signes de faim et de satiété, surveiller les couches pour s'assurer que le bébé reçoit suffisamment de lait.
- **Prendre Soin de Soi** : Se reposer autant que possible, maintenir une alimentation équilibrée et une bonne hydratation, chercher du soutien auprès des proches.

- **Rejoindre des Groupes de Soutien** : Participer à des rencontres avec d'autres mères allaitantes pour partager des expériences et des conseils.

Chapitre 3

Le Rôle de l'Aide-Soignant en Gynécologie SOUS LA SURVEILLANCE DE L'INFIRMIÈRE

Soins préopératoires

- **Préparation physique** : hygiène corporelle, rasage chirurgical si nécessaire.

La préparation physique des patientes en maternité-gynécologie est une étape cruciale qui contribue à la sécurité des soins, à la prévention des infections et au confort psychologique des femmes. Cette préparation englobe l'hygiène corporelle et, si nécessaire, le rasage chirurgical, en vue d'une intervention médicale ou chirurgicale. L'aide-soignant joue un rôle essentiel dans ce processus, en veillant au respect des protocoles, à la dignité des patientes et à une communication bienveillante.

Importance de l'Hygiène Corporelle

Prévention des Infections Nosocomiales

L'hygiène corporelle est fondamentale pour réduire le risque d'infections nosocomiales, c'est-à-dire les infections acquises à l'hôpital. Une peau propre diminue la charge microbienne et prévient la contamination du site opératoire ou des zones soumises à des procédures invasives.

Confort et Bien-être de la Patiente

Une bonne hygiène contribue au confort physique et psychologique de la patiente. Se sentir propre aide à réduire l'anxiété associée aux soins et favorise une meilleure collaboration avec l'équipe soignante.

Promotion de l'Autonomie

Encourager les patientes à participer activement à leur hygiène personnelle renforce leur autonomie et leur implication dans le processus de soins, tout en respectant leur intimité et leurs habitudes culturelles.

Rôle de l'Aide-Soignant dans l'Hygiène Corporelle

Évaluation des Besoins

- **Observation** : Identifier les capacités de la patiente à réaliser seule sa toilette ou à nécessiter une assistance.
- **Communication** : Demander à la patiente ses préférences, ses habitudes et ses éventuelles restrictions (douleur, mobilité réduite).

Préparation du Matériel

- **Produits d'Hygiène** : Fournir des savons antiseptiques spécifiques si prescrits, des serviettes propres, des gants de toilette jetables ou réutilisables selon les protocoles.
- **Environnement Sécurisé** : Assurer que la salle de bain est propre, équipée de tapis antidérapants, et que les aides techniques sont disponibles (barres d'appui, chaise de douche).

Assistance à la Toilette

- **Respect de l'Intimité** : Fermer la porte ou tirer les rideaux, couvrir les parties du corps non lavées avec une serviette.
- **Aide Adaptée** : Proposer une assistance partielle ou totale en fonction de l'état de la patiente, en encourageant son autonomie.
- **Soins Spécifiques** : Porter une attention particulière à l'hygiène intime, essentielle en gynécologie, en expliquant les gestes si nécessaire et en respectant la pudeur de la patiente.

Éducation à l'Hygiène

- **Conseils Pratiques** : Informer sur l'importance du lavage des mains, de la toilette quotidienne, et des soins de la peau.
- **Prévention** : Expliquer les mesures pour éviter les infections, comme le nettoyage approprié de la zone périnéale après les mictions ou les selles.

Surveillance et Signalement

- **Observation Cutanée** : Repérer les signes d'irritation, de rougeur, de lésions ou d'infections cutanées.
- **Transmission** : Signaler à l'infirmière ou au médecin toute anomalie constatée pour une prise en charge adaptée.

Rasage Chirurgical si Nécessaire

Justification du Rasage Chirurgical

Le rasage chirurgical est parfois requis pour dégager la zone opératoire, faciliter l'accès au site d'intervention et réduire le risque d'infection. Toutefois, il n'est pratiqué que si cela est strictement nécessaire, car le rasage peut lui-même augmenter le risque de microtraumatismes cutanés favorisant l'entrée des agents pathogènes.

Rôle de l'Aide-Soignant dans le Rasage Chirurgical

Préparation de la Patiente

- **Information** : Expliquer à la patiente la raison du rasage, la procédure à suivre et répondre à ses questions pour réduire l'anxiété.

- **Consentement** : S'assurer que la patiente a donné son accord éclairé, en respectant son droit de refuser ou de poser des conditions.

Préparation du Matériel

- **Équipement Stérile** : Utiliser des rasoirs à usage unique ou des tondeuses électriques dédiées, désinfectées selon les protocoles.
- **Produits Antiseptiques** : Prévoir des solutions adaptées pour la désinfection pré et post-rasage.

Technique du Rasage

- **Hygiène des Mains** : Réaliser un lavage des mains minutieux avant la procédure.
- **Positionnement** : Installer la patiente confortablement, en préservant sa pudeur avec des draps ou des serviettes.

- **Réalisation du Rasage** :
    - **Tondeuse Électrique Préférée** : Utiliser une tondeuse électrique pour limiter les microcoupures, en suivant le sens de la pousse des poils.
    - **Rasoir Manuel si Indiqué** : Si l'utilisation d'un rasoir est nécessaire, procéder avec délicatesse, en étirant légèrement la peau pour éviter les coupures.
- **Précautions** : Éviter les pressions excessives, inspecter la peau pour détecter les grains de beauté ou lésions à contourner.

Soins Post-Rasage

- **Nettoyage de la Zone** : Éliminer les résidus de poils avec une compresse stérile humidifiée.
- **Désinfection** : Appliquer une solution antiseptique douce pour prévenir les infections.

- **Confort de la Patiente** : S'assurer qu'elle est à l'aise, réinstaller les vêtements ou couvertures.

Gestion du Matériel

- **Élimination des Déchets** : Jeter les rasoirs à usage unique dans les conteneurs prévus pour les objets piquants ou tranchants.
- **Désinfection** : Nettoyer et désinfecter les tondeuses selon les protocoles pour éviter toute contamination croisée.
- **Hygiène Personnelle** : Se laver les mains après la procédure et le rangement du matériel.

Respect des Protocoles et des Normes d'Hygiène

- **Conformité** : Suivre scrupuleusement les protocoles établis par l'établissement de santé, en tenant compte des recommandations actualisées.
- **Formation Continue** : Participer aux formations sur la prévention des infections, les techniques de rasage chirurgical et les bonnes pratiques d'hygiène.

Approche Relationnelle et Éthique

Communication Bienveillante

- **Écoute Active** : Prendre le temps d'écouter les préoccupations de la patiente, ses craintes ou ses questions.
- **Empathie** : Faire preuve de compréhension et de soutien, notamment si la patiente exprime de la gêne ou de la pudeur.
- **Information Claire** : Fournir des explications simples et précises, éviter le jargon médical, vérifier la compréhension.

Respect de la Dignité et de l'Intimité

- **Confidentialité** : Garantir le respect du secret professionnel en ne divulguant pas les informations personnelles de la patiente.
- **Intimité Physique** : Limiter l'exposition du corps de la patiente au strict nécessaire, utiliser des écrans ou fermer la porte pour éviter les regards indiscrets.
- **Consentement** : Ne jamais imposer une procédure, s'assurer que la patiente est d'accord et respecter son choix.

Prise en Compte des Aspects Culturels et Religieux

- **Sensibilité Culturelle** : Être attentif aux pratiques culturelles ou religieuses de la patiente pouvant influencer sa perception de l'hygiène ou du rasage.
- **Adaptation** : Proposer des alternatives si possible, comme la présence d'un personnel soignant féminin, ou l'utilisation de méthodes conformes à ses convictions.

Impact sur la Qualité des Soins

Une préparation physique adéquate a des répercussions positives sur :

- **La Sécurité Chirurgicale** : Réduction des risques d'infection du site opératoire, amélioration des conditions techniques pour le chirurgien.
- **Le Confort Psychologique** : Diminution du stress préopératoire, sentiment de bien-être accru chez la patiente.
- **La Relation de Confiance** : Renforcement de la confiance entre la patiente et l'équipe soignante, favorisant une meilleure collaboration.

- **Préparation psychologique** : écoute des préoccupations, explication du déroulement des soins.

La préparation psychologique des patientes en maternité-gynécologie est une composante essentielle du parcours de soins, qui influence significativement leur expérience et leur bien-être. Elle vise à réduire l'anxiété, à favoriser la confiance envers l'équipe soignante et à encourager une participation active de la patiente dans sa propre prise en charge. L'aide-soignant joue un rôle crucial dans ce processus, en étant à l'écoute des préoccupations des patientes et en leur fournissant des explications claires sur le déroulement des soins. Cette approche humaine et empathique contribue à créer un environnement sécurisant et respectueux, propice à une prise en charge optimale.

Importance de la Préparation Psychologique

Réduction de l'Anxiété et du Stress

La maternité-gynécologie est un domaine où les patientes peuvent éprouver des sentiments d'inquiétude ou de vulnérabilité, que ce soit en raison d'une grossesse, d'un accouchement imminent, ou d'une intervention chirurgicale. L'inconnu, la peur de la douleur, les préoccupations quant à la santé de leur enfant ou d'elles-mêmes peuvent générer un stress important.

Amélioration de la Coopération et de l'Adhésion aux Soins

Une patiente bien informée et rassurée est plus susceptible de collaborer avec l'équipe soignante, de suivre les recommandations et de participer activement à son rétablissement. La préparation psychologique favorise ainsi une meilleure efficacité des soins et des résultats positifs.

Renforcement de la Relation de Confiance

L'écoute attentive et le respect des patientes établissent une relation de confiance indispensable pour une prise en charge de qualité. Cela permet également de détecter d'éventuels besoins spécifiques ou difficultés qui pourraient autrement passer inaperçus.

Rôle de l'Aide-Soignant dans la Préparation Psychologique

Écoute des Préoccupations

Créer un Espace d'Échange

L'aide-soignant doit instaurer un climat de confiance où la patiente se sent à l'aise pour exprimer ses craintes, ses questions et ses attentes. Cela implique de :

- **Accueillir la Patiente avec Bienveillance** : Se présenter, adopter une attitude ouverte et souriante.
- **Prendre le Temps** : Accorder le temps nécessaire à la patiente pour s'exprimer sans se sentir pressée.
- **Utiliser l'Écoute Active** : Montrer de l'attention par le regard, les gestes, et des signes verbaux d'acquiescement.

Techniques d'Écoute Empathique

- **Reformulation** : Répéter avec ses propres mots ce que la patiente a exprimé pour s'assurer de la compréhension et montrer que ses préoccupations sont prises en compte.
- **Questions Ouvertes** : Poser des questions qui encouragent la patiente à développer ses pensées, comme "Comment vous sentez-vous à propos de... ?" ou "Pouvez-vous m'en dire plus sur... ?"

- **Silence Bienveillant** : Respecter les moments de silence qui permettent à la patiente de réfléchir et d'exprimer des émotions profondes.
- **Éviter le Jugement** : Accueillir les sentiments et les opinions de la patiente sans les minimiser ni les critiquer.

Reconnaître et Valider les Émotions

- **Empathie** : Montrer de la compréhension envers les émotions exprimées, par exemple en disant "Je comprends que cela puisse être stressant pour vous."
- **Soutien** : Offrir un soutien en rappelant que l'équipe est là pour aider et accompagner.

Explication du Déroulement des Soins

Importance de l'Information

Fournir des informations claires et compréhensibles sur les procédures à venir permet de réduire l'incertitude et l'anxiété. Une patiente bien informée se sent plus en contrôle de la situation.

Adapter le Langage

- **Clarté** : Utiliser un langage simple, éviter les termes techniques ou les expliquer si nécessaire.
- **Adaptation au Niveau de Compréhension** : Tenir compte du niveau d'instruction, de la maîtrise de la langue, et des éventuelles barrières culturelles.
- **Supports Visuels** : Utiliser des brochures, des schémas ou des illustrations pour faciliter la compréhension.

Déroulement Type des Soins

- **Avant l'Intervention** : Expliquer les étapes de la préparation, les raisons des différentes procédures (par exemple, pourquoi une prise de sang est nécessaire).

- **Pendant l'Intervention** : Décrire ce qui va se passer, qui sera présent, la durée estimée, les sensations possibles.
- **Après l'Intervention** : Informer sur les soins post-opératoires, la gestion de la douleur, les signes à surveiller.

Encourager les Questions

- **Disponibilité** : Inviter la patiente à poser des questions à tout moment.
- **Patience** : Répondre calmement et avec précision, même si les mêmes questions reviennent.
- **Vérification de la Compréhension** : Demander à la patiente de reformuler ce qu'elle a compris pour s'assurer que l'information a été bien assimilée.

Soutien Émotionnel

Présence Réconfortante

- **Disponibilité Emotionnelle** : Être présent non seulement physiquement mais aussi émotionnellement pour la patiente.
- **Toucher Thérapeutique** : Un geste de réconfort, comme une main posée sur l'épaule, peut apporter du soutien si cela est approprié.

Gestion du Stress et de l'Anxiété

- **Techniques de Relaxation** : Proposer des exercices de respiration profonde, de relaxation musculaire ou de visualisation positive.
- **Ambiance Apaisante** : Veiller à ce que l'environnement soit calme, avec un éclairage doux et une température agréable.

Orientation vers des Ressources Supplémentaires

- **Psychologues** : Si la patiente exprime un besoin de soutien plus approfondi, proposer de la mettre en relation avec un psychologue.
- **Groupes de Parole** : Informer sur les possibilités de rejoindre des groupes de soutien ou d'éducation à la santé.

Respect des Aspects Culturels et Personnels

Sensibilité Culturelle

- **Comprendre les Croyances** : Être attentif aux valeurs culturelles ou religieuses qui peuvent influencer la perception des soins.
- **Adaptation des Soins** : Dans la mesure du possible, adapter les soins pour respecter les traditions ou les préférences de la patiente.

Confidentialité et Dignité

- **Secret Professionnel** : Garantir que les informations partagées par la patiente restent confidentielles.
- **Respect de la Personne** : Traiter la patiente avec respect, en évitant toute attitude condescendante ou paternaliste.

Bénéfices de la Préparation Psychologique

Meilleure Expérience de Soins

Une patiente préparée psychologiquement vivra les soins de manière plus positive, avec moins d'anxiété et de stress. Cela peut améliorer sa satisfaction globale et son ressenti envers l'établissement de santé.

Réduction des Complications

Le stress et l'anxiété peuvent avoir des effets négatifs sur le corps, y compris une augmentation de la douleur perçue, une tension musculaire accrue, et un impact sur le système immunitaire. En réduisant ces facteurs, on peut contribuer à une meilleure récupération.

Renforcement de l'Autonomie

En comprenant le déroulement des soins et en se sentant écoutée, la patiente est plus à même de participer activement à sa propre prise en charge, ce qui favorise son autonomie et son empowerment.

Collaboration avec l'Équipe Soignante

Transmission des Informations

- **Partage des Observations** : Informer les infirmières, les sages-femmes ou les médecins des préoccupations exprimées par la patiente qui pourraient influencer les soins.
- **Continuité des Soins** : Assurer que les informations pertinentes sont communiquées lors des changements d'équipe.

Participation aux Réunions d'Équipe

- **Apport d'un Regard Global** : Partager les informations non seulement cliniques mais aussi psychologiques pour une prise en charge holistique.

- **Propositions d'Adaptation** : Suggérer des ajustements dans le plan de soins en fonction des besoins spécifiques de la patiente.

Formation Continue et Développement Professionnel

Acquisition de Compétences en Communication

- **Formations Spécifiques** : Participer à des formations sur l'écoute active, la communication thérapeutique et la gestion du stress.
- **Auto-évaluation** : Réfléchir sur sa pratique, identifier les points forts et les axes d'amélioration.

Connaissance des Protocoles

- **Mise à Jour des Procédures** : Se tenir informé des protocoles actuels concernant la préparation psychologique des patientes.
- **Intégration des Recommandations** : Appliquer les meilleures pratiques pour garantir une prise en charge de qualité.

Cas Pratiques et Exemples Concrets

Accompagnement d'une Patiente Anxieuse avant une Césarienne

- **Écoute des Peurs** : La patiente exprime sa peur de l'anesthésie et de la douleur post-opératoire.
- **Explications Détaillées** : Fournir des informations sur le déroulement de la césarienne, les mesures de gestion de la douleur, le rôle de l'équipe.

- **Soutien Émotionnel** : Rassurer en partageant des témoignages positifs, proposer une visite de la salle d'opération si possible.

Soutien d'une Patiente après une Mauvaise Nouvelle

- **Présence Bienveillante** : Être disponible pour écouter sans interrompre, offrir un espace pour exprimer sa tristesse.
- **Orientation vers des Ressources** : Proposer un accompagnement psychologique, informer sur les services de soutien disponibles.

- **Gestion des risques** : vérification des allergies, jeûne préopératoire.

La gestion des risques en maternité-gynécologie est une composante essentielle de la sécurité des patientes et de la qualité des soins prodigués. Parmi les mesures préventives cruciales, la vérification des allergies et la mise en place du jeûne préopératoire occupent une place centrale. Ces étapes, bien que parfois perçues comme routinières, sont indispensables pour prévenir les complications peropératoires et assurer une prise en charge optimale. L'aide-soignant, en collaboration avec l'équipe médicale, joue un rôle fondamental dans la mise en œuvre de ces procédures, en veillant au respect des protocoles et en assurant une communication efficace avec les patientes.

Vérification des Allergies

Importance de la Détection des Allergies

Les allergies, qu'elles soient médicamenteuses, alimentaires ou environnementales, peuvent entraîner des réactions allant de l'urticaire légère au choc anaphylactique potentiellement mortel. En contexte préopératoire, l'administration de médicaments, l'utilisation de produits antiseptiques ou l'exposition à certains matériaux peut déclencher des réactions indésirables graves. Il est donc primordial d'identifier toute allergie afin de prévenir les incidents.

Rôle de l'Aide-Soignant dans la Vérification des Allergies

Collecte d'Informations

- **Entretien Préopératoire** : Engager une conversation avec la patiente pour recueillir des informations sur ses antécédents allergiques. Poser des questions ouvertes pour faciliter l'expression, telles que "Avez-vous déjà eu une réaction allergique à un médicament ou à un produit ?"
- **Liste des Allergènes Courants** : Énumérer les allergènes fréquents comme le latex, les antibiotiques (pénicilline, céphalosporines), les anesthésiants locaux, les antiseptiques (bétadine, chlorhexidine) et les produits de contraste iodés.
- **Symptômes Passés** : Demander des précisions sur les symptômes éprouvés lors de réactions antérieures : éruptions cutanées, démangeaisons, difficultés respiratoires, œdème de Quincke, anaphylaxie.

Documentation

- **Dossier Médical** : Noter avec précision les allergies déclarées dans le dossier de la patiente, en utilisant les termes exacts et en précisant la nature de la réaction.
- **Bracelet d'Identification** : Si la patiente est allergique, apposer un bracelet spécifique (souvent rouge) indiquant l'allergie majeure, pour une identification rapide par l'ensemble du personnel.

Communication avec l'Équipe

- **Transmission des Informations** : Informer l'infirmière, l'anesthésiste, le chirurgien et les autres membres de l'équipe soignante des allergies identifiées.
- **Mise en Place de Mesures Préventives** : S'assurer que les médicaments ou produits allergènes sont exclus du plan de soins, et que des alternatives sécuritaires sont disponibles.

Vigilance lors des Soins

- **Vérification des Produits** : Avant l'administration de tout médicament ou l'utilisation de produits, vérifier leur composition pour éviter les allergènes.
- **Surveillance des Réactions** : Être attentif aux signes de réaction allergique lors des soins, même si aucune allergie n'a été signalée, car des réactions inattendues peuvent survenir.

Sensibilisation de la Patiente

- **Éducation** : Expliquer à la patiente l'importance de signaler toute allergie connue, même si elle semble mineure.
- **Encouragement à la Communication** : Inviter la patiente à informer immédiatement le personnel en cas de réaction inhabituelle pendant son séjour.

Jeûne Préopératoire

Raison d'Être du Jeûne Préopératoire

Le jeûne préopératoire vise à réduire le risque d'inhalation du contenu gastrique dans les voies respiratoires lors de l'anesthésie, phénomène connu sous le nom de syndrome de Mendelson. Cette aspiration peut entraîner des complications pulmonaires graves, telles que la pneumopathie chimique.

Protocoles de Jeûne

- **Liquides Clairs** : Arrêt de la consommation des liquides clairs (eau, thé, café sans lait, jus sans pulpe) généralement deux heures avant l'intervention.
- **Aliments Solides et Laitages** : Arrêt de la prise alimentaire solide et des produits laitiers six heures avant l'intervention.
- **Repas Lourds ou Gras** : Un délai de huit heures est recommandé après un repas riche en graisses ou en protéines.
- **Cas Particuliers** : Adaptation du jeûne pour les patientes diabétiques, enceintes ou présentant des troubles de la vidange gastrique, en concertation avec l'anesthésiste.

Rôle de l'Aide-Soignant dans la Gestion du Jeûne

Information de la Patiente

- **Explication des Consignes** : Communiquer clairement les directives de jeûne, en précisant les horaires exacts d'arrêt de la prise alimentaire et hydrique.
- **Motivation** : Expliquer l'importance du jeûne pour sa sécurité, afin de favoriser l'adhésion de la patiente aux consignes.

Vérification du Respect du Jeûne

- **Surveillance** : S'assurer que la patiente ne consomme ni nourriture ni boisson après l'heure indiquée. Retirer les plateaux repas ou les boissons de la chambre si nécessaire.
- **Interrogation** : Avant le départ au bloc opératoire, demander à la patiente si elle a respecté le jeûne et noter toute prise alimentaire ou hydrique non conforme.

Documentation et Communication

- **Traçabilité** : Noter dans le dossier de soins l'heure de la dernière prise alimentaire et hydrique.
- **Transmission** : Informer l'équipe du bloc opératoire et l'anesthésiste de tout écart au jeûne préopératoire pour une éventuelle reprogrammation de l'intervention.

Soutien à la Patiente

- **Confort** : Proposer des activités pour distraire la patiente durant le jeûne, comme la lecture ou l'écoute de musique.
- **Gestion de l'Inconfort** : En cas de sensation de soif intense ou de stress, rassurer la patiente et expliquer que ces sensations sont temporaires et normales.

Gestion des Cas Particuliers

Patientes Vulnérables

- **Enfants ou Personnes Âgées** : Adapter la communication et les consignes, veiller à une surveillance accrue.
- **Barrières Linguistiques** : Utiliser des supports visuels ou faire appel à un interprète pour s'assurer de la compréhension des consignes.
- **Handicap Cognitif** : Collaborer avec la famille ou les aidants pour garantir le respect des protocoles.

Urgences ou Interventions Imprévues

- **Jeûne Non Respecté** : Si le jeûne n'a pas pu être respecté, informer immédiatement l'anesthésiste. Des mesures particulières, comme une anesthésie avec intubation à jeun incomplet, peuvent être envisagées.

- **Gestion de l'Anxiété** : En cas d'urgence, la patiente peut être particulièrement stressée. L'aide-soignant doit faire preuve d'empathie et de soutien.

Formation Continue et Respect des Protocoles

Mise à Jour des Connaissances

- **Formations Régulières** : Participer aux formations sur la gestion des risques, les réactions allergiques et les protocoles anesthésiques.
- **Veille Professionnelle** : Se tenir informé des nouvelles recommandations et des protocoles actualisés.

Respect des Procédures

- **Conformité** : Appliquer rigoureusement les protocoles établis par l'établissement de santé.
- **Signalement des Incidents** : En cas d'erreur ou de risque identifié, suivre les procédures de déclaration pour améliorer la sécurité.

Collaboration Interprofessionnelle

Communication Efficace

- **Échanges Clairs** : Transmettre les informations de manière précise et complète à l'équipe soignante.
- **Utilisation des Outils** : Remplir correctement les check-lists préopératoires et les dossiers de soins.

Travail d'Équipe

- **Coordination** : Collaborer avec les infirmières, anesthésistes, chirurgiens et autres professionnels pour assurer une prise en charge sans faille.
- **Soutien Mutuel** : Participer aux briefings préopératoires et aux débriefings pour partager les informations et les retours d'expérience.

Impact sur la Qualité des Soins

Sécurité des Patientes

- **Prévention des Complications** : La vérification des allergies et le respect du jeûne préopératoire réduisent significativement les risques peropératoires.
- **Confiance des Patientes** : Une patiente informée et sécurisée est plus sereine, ce qui peut favoriser une meilleure récupération.

Qualité Globale

- **Efficacité des Interventions** : Une bonne préparation préopératoire permet au bloc opératoire de fonctionner efficacement, sans retards ni annulations inutiles.
- **Réputation de l'Établissement** : Des soins sécuritaires et de qualité renforcent la confiance des patientes et l'image de l'établissement.

Soins postopératoires

- **Surveillance clinique** : contrôle des pansements, drainage, signes de thrombose veineuse profonde.

La surveillance clinique est une composante essentielle des soins en maternité-gynécologie, permettant de détecter précocement les complications post-opératoires et d'assurer une prise en charge adaptée. Parmi les éléments clés de cette surveillance figurent le contrôle des pansements, la gestion des drainages et l'observation des signes de thrombose veineuse profonde. L'aide-soignant joue un rôle primordial dans ce processus, en collaborant étroitement avec l'équipe soignante pour garantir le bien-être et la sécurité des patientes.

Contrôle des Pansements

Importance du Contrôle des Pansements

Les pansements protègent les plaies chirurgicales des infections, favorisent la cicatrisation et absorbent les exsudats. Une surveillance attentive permet de détecter les signes d'infection ou de complications locales, assurant ainsi une guérison optimale.

Rôle de l'Aide-Soignant dans le Contrôle des Pansements

Observation Régulière

- **Aspect du Pansement** : Vérifier que le pansement est propre, sec et intact. Un pansement souillé, humide ou décollé nécessite une intervention.
- **Présence d'Écoulements** : Observer tout suintement de sang, de pus ou de liquide séreux. Noter la quantité, la couleur et l'odeur des exsudats.
- **État de la Peau Péri-lésionnelle** : Rechercher des signes d'irritation, de rougeur, d'œdème ou de macération autour du pansement.

Signalement des Anomalies

- **Communication Immédiate** : Informer l'infirmière ou le médecin de tout signe anormal, comme un saignement excessif, des écoulements purulents ou une douleur accrue.
- **Documentation** : Noter les observations dans le dossier de soins, en précisant la date, l'heure et les caractéristiques relevées.

Participation au Changement de Pansement

- **Préparation du Matériel** : Rassembler les dispositifs nécessaires selon les protocoles en vigueur (gants stériles, solutions antiseptiques, compresses, nouveaux pansements).
- **Assistance à l'Infirmière** : Aider lors du changement de pansement, en maintenant un environnement aseptique et en assurant le confort de la patiente.
- **Éducation de la Patiente** : Expliquer l'importance du maintien du pansement propre et sec, et comment signaler tout changement inhabituel.

Gestion des Drainages

Importance des Drainages Post-Opératoires

Les drainages sont utilisés pour évacuer les liquides accumulés dans les tissus après une intervention chirurgicale, tels que le sang, le pus ou les sérosités. Ils préviennent la formation d'hématomes ou d'abcès et favorisent la cicatrisation.

Rôle de l'Aide-Soignant dans la Surveillance des Drainages

Vérification du Drain

- **Positionnement** : S'assurer que le drain est correctement fixé et qu'il n'y a pas de traction ou de torsion qui pourrait l'obstruer ou le déplacer.
- **Perméabilité** : Vérifier que le drain fonctionne bien, sans obstruction, en observant le flux de liquide.
- **Intégrité du Système** : Contrôler que le dispositif de recueil est bien connecté et qu'il n'y a pas de fuite.

Observation du Contenu du Drain

- **Quantité** : Mesurer régulièrement le volume de liquide drainé, en respectant les fréquences indiquées par le protocole.
- **Aspect du Liquide** : Noter la couleur (sanglant, séreux, purulent), la consistance et l'odeur du liquide drainé.
- **Signes d'Anomalie** : Une augmentation soudaine du volume, un changement de couleur ou une odeur nauséabonde peuvent indiquer une complication.

Documentation et Communication

- **Enregistrement** : Noter les volumes collectés, les caractéristiques du liquide et l'heure des observations dans le dossier de soins.
- **Signalement** : Informer l'infirmière ou le médecin de tout changement significatif ou inquiétant.

Soins Associés

- **Hygiène** : Maintenir le site d'insertion du drain propre, en évitant les contaminations.

- **Confort de la Patiente** : Aider à positionner la patiente de manière confortable sans compromettre le fonctionnement du drain.
- **Éducation** : Expliquer à la patiente le rôle du drain, comment éviter de tirer dessus, et l'importance de signaler tout inconfort ou problème.

Surveillance des Signes de Thrombose Veineuse Profonde

Comprendre la Thrombose Veineuse Profonde (TVP)

La TVP est la formation d'un caillot de sang dans une veine profonde, généralement dans les membres inférieurs. Elle peut entraîner des complications graves, comme l'embolie pulmonaire, si le caillot se déplace vers les poumons.

Facteurs de Risque en Maternité-Gynécologie

- **Interventions Chirurgicales** : Les chirurgies gynécologiques ou obstétricales augmentent le risque de TVP en raison de l'immobilisation et des modifications de la coagulation.
- **Grossesse et Post-Partum** : Les changements physiologiques durant la grossesse favorisent l'hypercoagulabilité.
- **Autres Facteurs** : Antécédents de TVP, obésité, âge avancé, tabagisme.

Rôle de l'Aide-Soignant dans la Détection des Signes de TVP

Observation Clinique

- **Douleur au Mollet** : La patiente peut ressentir une douleur ou une sensibilité dans le mollet ou la cuisse, souvent unilatérale.
- **Œdème** : Un gonflement du pied, de la cheville ou de la jambe, généralement d'un seul côté.
- **Chaleur et Rougeur** : La zone affectée peut être plus chaude et présenter une rougeur ou une décoloration.
- **Veines Superficielles Dilatées** : Apparition de veines visibles sous la peau.

Interrogation de la Patiente

- **Symptômes** : Demander si elle ressent des douleurs inhabituelles, une sensation de lourdeur ou de tension dans la jambe.
- **Antécédents** : Vérifier si elle a des antécédents personnels ou familiaux de troubles thromboemboliques.

Mesures Préventives

- **Mobilisation Précoce** : Encourager la patiente à bouger et à marcher dès que possible, selon les recommandations médicales.
- **Exercices** : Proposer des mouvements simples pour stimuler la circulation, comme la flexion et l'extension des pieds.
- **Bas de Contention** : Aider à la mise en place des bas ou des bandages de contention si prescrits.
- **Hydratation** : Encourager une bonne hydratation pour réduire la viscosité du sang.

Signalement et Collaboration

- **Alerte Immédiate** : Informer sans délai l'infirmière ou le médecin en cas de suspicion de TVP.
- **Documentation** : Noter les signes observés et les plaintes de la patiente dans le dossier de soins.

Approche Globale de la Surveillance Clinique

Collaboration Interprofessionnelle

- **Communication** : Partager les informations pertinentes avec l'équipe soignante pour une prise en charge coordonnée.
- **Respect des Protocoles** : Appliquer les procédures établies pour la surveillance post-opératoire et la prévention des complications.
- **Formation Continue** : Se tenir informé des nouvelles recommandations et des meilleures pratiques en matière de surveillance clinique.

Relation avec la Patiente

- **Éducation** : Informer la patiente sur l'importance de signaler tout symptôme ou inconfort.
- **Empathie** : Faire preuve d'écoute et de compréhension face aux inquiétudes de la patiente.
- **Confidentialité** : Respecter la confidentialité des informations médicales et personnelles.

- **Gestion de la douleur** : évaluation de la douleur, administration des analgésiques selon prescription.

La gestion de la douleur est une composante essentielle des soins en maternité-gynécologie, impactant directement le confort, le bien-être et le rétablissement des patientes. Une prise en charge efficace de la douleur favorise non seulement la guérison physique, mais aussi le moral et la satisfaction globale des patientes vis-à-vis des soins reçus. L'aide-soignant joue un rôle clé dans ce processus, en collaborant étroitement avec l'équipe soignante pour évaluer la douleur et administrer les analgésiques conformément aux prescriptions médicales. Cette mission requiert une combinaison de compétences techniques, d'observation attentive et d'une communication empathique.

Importance de la Gestion de la Douleur en Maternité-Gynécologie

Les patientes en maternité-gynécologie peuvent éprouver diverses formes de douleur liées à des interventions chirurgicales, à l'accouchement, à des pathologies gynécologiques ou à des procédures diagnostiques. Une douleur non soulagée peut entraîner des complications telles que l'augmentation de la tension artérielle, une diminution de la mobilité, des troubles du sommeil, voire une détérioration de l'état psychologique avec anxiété ou dépression. Par conséquent, une gestion adéquate de la douleur est indispensable pour assurer une prise en charge globale et humaniste.

Évaluation de la Douleur

Rôle de l'Aide-Soignant dans l'Évaluation de la Douleur

L'aide-soignant est souvent le premier à recueillir les plaintes de la patiente concernant sa douleur. Son rôle est d'évaluer de manière systématique et précise la douleur afin de permettre une intervention adaptée.

Méthodes d'Évaluation

Utilisation d'Échelles d'Évaluation

- **Échelle Numérique (EN)** : Demander à la patiente de noter sa douleur sur une échelle de 0 à 10, où 0 signifie "pas de douleur" et 10 "douleur maximale imaginable".
- **Échelle Verbale Simple (EVS)** : Proposer des qualificatifs tels que "aucune douleur", "douleur légère", "douleur modérée", "douleur intense", "douleur insupportable".
- **Échelle Visuelle Analogique (EVA)** : La patiente indique son niveau de douleur sur une réglette graduée.
- **Échelle des Visages** : Particulièrement utile pour les patientes ayant des difficultés de communication, cette échelle présente des visages exprimant différents degrés de douleur.

Observation des Signes Cliniques

- **Comportement** : Agitation, grimaces, gémissements, pleurs.
- **Signes Physiologiques** : Tachycardie, hypertension, sueurs, pâleur.
- **Posture** : Position antalgique, immobilité excessive.

Interrogation de la Patiente

- **Localisation** : Demander où se situe la douleur.
- **Qualité** : La douleur est-elle aiguë, lancinante, brûlante, oppressive ?
- **Durée** : Depuis quand la douleur est-elle présente ? Est-elle continue ou intermittente ?

- **Facteurs Aggravants ou Soulageants** : Qu'est-ce qui augmente ou diminue la douleur ?

Communication et Documentation

- **Transmission** : Informer l'infirmière ou le médecin des résultats de l'évaluation de la douleur.
- **Traçabilité** : Noter les informations recueillies dans le dossier de soins, en précisant l'heure, l'intensité de la douleur et les caractéristiques associées.
- **Fréquence de l'Évaluation** : Réévaluer régulièrement la douleur pour suivre son évolution et l'efficacité des traitements.

Administration des Analgésiques selon Prescription

Rôle de l'Aide-Soignant dans l'Administration des Analgésiques

Selon la réglementation en vigueur et sous la responsabilité de l'infirmière, l'aide-soignant peut participer à l'administration de certains médicaments, notamment les analgésiques non opiacés et sous certaines conditions précises. Il doit toujours respecter strictement les prescriptions médicales et les protocoles établis.

Principes Généraux

- **Respect de la Prescription** : Vérifier le nom du médicament, la dose, la voie d'administration, la fréquence et la durée du traitement.
- **Vérification des Cinq B** : Bon patient, bon médicament, bonne dose, bonne voie, bon moment.

- **Consentement de la Patiente** : S'assurer que la patiente accepte le traitement, après lui avoir expliqué son but et ses effets attendus.

Administration des Médicaments

Voie Orale

- **Préparation** : Préparer le médicament en respectant les règles d'hygiène, sans toucher directement le comprimé.
- **Prise** : Assurer que la patiente avale le médicament, en lui offrant de l'eau si nécessaire.
- **Surveillance** : Observer l'apparition éventuelle d'effets indésirables tels que des nausées, des vertiges ou des réactions allergiques.

Voie Transdermique

- **Application** : Placer le patch analgésique sur une zone de peau propre, sèche et non irritée.
- **Rotation des Sites** : Alterner les zones d'application pour éviter les irritations cutanées.
- **Sécurité** : S'assurer que les patchs usagés sont éliminés correctement.

Voie Rectale

- **Hygiène** : Porter des gants, respecter l'intimité de la patiente.
- **Administration** : Introduire le suppositoire délicatement, en expliquant le geste à la patiente.

Surveillance Post-Administration

- **Efficacité du Traitement** : Réévaluer la douleur après un délai approprié pour vérifier l'efficacité de l'analgésique.

- **Effets Indésirables** : Surveiller les signes de somnolence excessive, de confusion, de troubles respiratoires ou digestifs.
- **Communication** : Informer l'infirmière ou le médecin en cas de persistance de la douleur ou d'apparition d'effets secondaires.

Approche Holistique de la Gestion de la Douleur

Techniques Non Médicamenteuses

En complément des analgésiques, l'aide-soignant peut proposer des méthodes non pharmacologiques pour soulager la douleur :

- **Relaxation** : Encourager des exercices de respiration profonde, de détente musculaire.
- **Distraction** : Proposer des activités agréables comme l'écoute de musique, la lecture.
- **Application de Chaleur ou de Froid** : Utiliser des compresses chaudes ou froides selon les indications.
- **Massages Légers** : Effectuer des massages doux pour réduire les tensions musculaires.

Relation d'Aide

- **Écoute Empathique** : Être disponible pour écouter la patiente, reconnaître sa douleur et ses émotions.
- **Soutien Psychologique** : Rassurer la patiente, lui offrir un environnement calme et sécurisant.
- **Implication de la Patiente** : L'encourager à exprimer ses besoins, à participer activement à la gestion de sa douleur.

Collaboration avec l'Équipe Soignante

Communication Efficace

- **Partage des Informations** : Transmettre les observations et les évaluations de la douleur de manière claire et précise.
- **Participation aux Réunions** : Contribuer aux discussions sur la prise en charge de la douleur lors des réunions d'équipe.
- **Respect des Protocoles** : Suivre les procédures établies pour l'administration des analgésiques et la surveillance des patientes.

Formation Continue

- **Mise à Jour des Connaissances** : Participer aux formations sur la gestion de la douleur, les nouveaux traitements et les techniques non médicamenteuses.
- **Amélioration des Pratiques** : Adopter les recommandations actuelles pour offrir des soins de qualité.

Respect des Aspects Éthiques et Légaux

- **Confidentialité** : Respecter le secret professionnel en ne divulguant pas les informations relatives à la santé de la patiente.
- **Consentement Éclairé** : S'assurer que la patiente comprend le traitement proposé et y consent librement.
- **Limites du Rôle** : Ne pas effectuer d'actes qui dépassent les compétences légales de l'aide-soignant, comme l'administration de médicaments par voie intraveineuse.

Impact sur la Qualité des Soins

Amélioration du Confort et du Bien-Être

Une gestion efficace de la douleur contribue à améliorer le confort de la patiente, favorise le repos, l'appétit et la mobilité, et accélère le rétablissement.

Satisfaction de la Patiente

Une patiente dont la douleur est bien prise en charge est plus satisfaite de sa prise en charge, ce qui renforce la confiance envers l'équipe soignante et l'établissement de santé.

Prévention des Complications

Le soulagement de la douleur permet de prévenir les complications liées à l'immobilité, comme les thromboses veineuses, les escarres ou les infections pulmonaires.

- **Mobilisation précoce** : aide à la reprise progressive de l'activité physique.

La mobilisation précoce des patientes en maternité-gynécologie est une composante essentielle du processus de rétablissement. Elle favorise la récupération physique, prévient les complications liées à l'immobilité et contribue au bien-être psychologique des patientes. L'aide-soignant joue un rôle déterminant dans l'accompagnement des patientes pour une reprise progressive et sécurisée de l'activité physique. Cette démarche nécessite une approche attentive, personnalisée et respectueuse des capacités et des besoins de chaque patiente.

Importance de la Mobilisation Précoce

Prévention des Complications

L'immobilité prolongée après une intervention chirurgicale ou un accouchement peut entraîner diverses complications, telles que :

- **Thrombose veineuse profonde (TVP)** : La stase veineuse augmente le risque de formation de caillots sanguins.
- **Complications pulmonaires** : L'hypoventilation favorise l'accumulation de sécrétions et le risque d'infections respiratoires.
- **Perte musculaire et raideurs articulaires** : L'inactivité conduit à une diminution de la masse musculaire et à une réduction de l'amplitude articulaire.
- **Troubles digestifs** : La constipation est favorisée par l'inactivité et certains médicaments.
- **Complications cutanées** : Le risque d'escarres augmente avec l'immobilité prolongée.

Amélioration du Bien-être Psychologique

La reprise de l'activité physique a un impact positif sur le moral des patientes, en favorisant l'autonomie, en réduisant l'anxiété et en améliorant la perception de leur état de santé.

Favoriser la Récupération Fonctionnelle

Une mobilisation précoce contribue à un rétablissement plus rapide, permettant aux patientes de reprendre leurs activités quotidiennes et de retourner à leur domicile plus tôt.

Rôle de l'Aide-Soignant dans la Mobilisation Précoce

Évaluation Initiale

Avant de débuter la mobilisation, l'aide-soignant doit :

- **Évaluer l'état général de la patiente** : Vérifier les signes vitaux, s'assurer que la patiente est stable.
- **Prendre connaissance des prescriptions médicales** : Respecter les consignes concernant les limitations ou les contre-indications à la mobilisation.
- **Observer les capacités physiques** : Noter la force musculaire, l'équilibre, la coordination et la douleur éventuelle.

Planification de la Mobilisation

- **Fixer des objectifs réalistes** : En collaboration avec l'équipe soignante, établir un plan progressif adapté à la patiente.
- **Choisir les moments opportuns** : Privilégier les moments où la patiente est reposée et réceptive.

Assistance à la Mobilisation

Techniques de Mobilisation

- **Mobilisation Passive** : Pour les patientes très affaiblies, l'aide-soignant effectue des mouvements doux des membres pour maintenir la souplesse articulaire.
- **Mobilisation Active Assistée** : La patiente participe aux mouvements avec l'aide de l'aide-soignant.
- **Mobilisation Active** : La patiente réalise les mouvements de manière autonome sous surveillance.

Aide au Lever

- **Préparation** : S'assurer que le lit est à la bonne hauteur, que les freins sont enclenchés, et que l'environnement est sécurisé.
- **Passage en Position Assise** : Aider la patiente à s'asseoir au bord du lit, en vérifiant qu'elle ne présente pas de vertiges ou de malaise orthostatique.
- **Aide au Lever** : Soutenir la patiente lors du passage en position debout, en utilisant les techniques appropriées pour éviter les efforts excessifs.
- **Utilisation d'Aides Techniques** : Si nécessaire, proposer l'utilisation de déambulateurs, de cannes ou de ceintures de marche.

Marche Progressive

- **Accompagnement** : Marcher aux côtés de la patiente, prêt à intervenir en cas de besoin.
- **Durée et Distance** : Commencer par de courtes distances, augmenter progressivement selon la tolérance de la patiente.
- **Paliers de Repos** : Prévoir des endroits où la patiente peut s'asseoir et se reposer si nécessaire.

Surveillance Pendant la Mobilisation

- **Observation des Signes Cliniques** : Surveiller la fréquence cardiaque, la respiration, la coloration de la peau, la transpiration.
- **Détection de la Douleur** : Être attentif aux expressions de douleur, adapter l'activité en conséquence.
- **Prévention des Chutes** : Assurer un environnement sécurisé, éliminer les obstacles, utiliser des chaussures antidérapantes.

Soutien Psychologique

- **Encouragement** : Valoriser les efforts de la patiente, souligner les progrès réalisés.
- **Écoute** : Prendre en compte les craintes ou les réticences, répondre aux questions.
- **Motivation** : Expliquer les bénéfices de la mobilisation pour renforcer l'adhésion.

Collaboration avec l'Équipe Soignante

Communication Efficace

- **Transmissions** : Informer l'équipe des progrès, des difficultés rencontrées, des besoins spécifiques.
- **Adaptation du Plan de Soins** : Participer aux réunions pour ajuster les objectifs en fonction de l'évolution de la patiente.

Respect des Protocoles

- **Conformité** : Appliquer les protocoles de mobilisation établis par l'établissement.
- **Formation Continue** : Se tenir informé des meilleures pratiques et des techniques de mobilisation sécurisées.

Précautions Particulières

Patientes Post-Chirurgicales

- **Respect des Consignes Médicales** : Certaines interventions nécessitent des précautions, comme éviter certains mouvements ou efforts.
- **Gestion de la Douleur** : S'assurer que la patiente a reçu une analgésie adéquate avant la mobilisation.

Patientes à Risque

- **Anémie, Hypotension Orthostatique** : Être vigilant aux signes de malaise, procéder lentement.
- **Patientes Âgées ou Fragiles** : Adapter le rythme et l'intensité de la mobilisation.

Techniques de Mobilisation

Transferts Sécurisés

- **Techniques Ergonomiques** : Utiliser les bonnes postures pour protéger son propre dos.
- **Utilisation d'Équipements** : Lève-personne, planches de transfert, pour faciliter les mouvements sans risque.

Exercices Simples

- **Mouvements Articulaires** : Encourager la flexion et l'extension des membres pour maintenir la mobilité.
- **Respiration Profonde** : Favoriser les exercices respiratoires pour prévenir les complications pulmonaires.

Implication de la Famille

- **Information** : Expliquer aux proches l'importance de la mobilisation précoce.
- **Participation** : Encourager la famille à soutenir la patiente, à marcher avec elle si cela est approprié.

Bénéfices à Long Terme

- **Récupération Accélérée** : La mobilisation favorise une guérison plus rapide et un retour à l'autonomie.

- **Réduction de la Durée d'Hospitalisation** : Moins de complications, meilleure tolérance aux traitements.
- **Amélioration de la Qualité de Vie** : Les patientes retrouvent plus rapidement leurs activités quotidiennes.

Éducation thérapeutique de la patiente

- **Conseils post-opératoires** : soins à domicile, signes d'alerte à surveiller.

La période post-opératoire est une phase cruciale dans le processus de guérison après une intervention chirurgicale en maternité-gynécologie. Une fois de retour à domicile, il est essentiel que les patientes soient bien informées des soins à prodiguer et des signes d'alerte à surveiller. L'aide-soignant joue un rôle fondamental dans cette préparation, en fournissant des conseils personnalisés qui favorisent une récupération optimale et préviennent les complications potentielles. Cette approche éducative vise à renforcer l'autonomie des patientes, en les rendant actrices de leur propre santé.

Soins à Domicile Après une Intervention

Prise en Charge de la Cicatrice Chirurgicale

Entretien de la Plaie

- **Hygiène Rigoureuse** : Il est important de garder la zone opératoire propre et sèche. La patiente doit se laver les mains avant de toucher la plaie.
- **Nettoyage Quotidien** : Utiliser une solution antiseptique douce recommandée par le chirurgien, en évitant de frotter la cicatrice.
- **Pansements** : Suivre les instructions sur le changement des pansements, s'ils sont nécessaires. Certains

pansements sont conçus pour rester en place plusieurs jours.
- **Éviter l'Exposition** : Protéger la cicatrice du soleil pour prévenir les risques de pigmentation ou de brûlure.

Gestion de la Douleur

- **Médicaments Analgésiques** : Prendre les antalgiques prescrits, en respectant les doses et les horaires indiqués.
- **Signes d'Efficacité** : La douleur doit être gérable et diminuer progressivement. Si elle persiste ou s'aggrave, il faut consulter un professionnel de santé.
- **Techniques Non Médicamenteuses** : Appliquer des méthodes complémentaires comme la relaxation, la respiration profonde ou l'application de chaleur douce (si autorisée).

Activité Physique et Repos

- **Mobilisation Progressive** : Reprendre doucement les activités quotidiennes, en évitant les efforts intenses ou le port de charges lourdes pendant la période recommandée.
- **Reprise du Sport** : Attendre l'accord du médecin avant de reprendre une activité sportive, en commençant par des exercices doux comme la marche.
- **Repos Suffisant** : Accorder au corps le temps de récupérer, en respectant des périodes de repos régulières.

Alimentation et Hydratation

- **Alimentation Équilibrée** : Favoriser une alimentation riche en protéines, vitamines et minéraux pour soutenir la cicatrisation.
- **Hydratation** : Boire suffisamment d'eau pour maintenir une bonne hydratation, essentielle au processus de guérison.

- **Éviter l'Alcool et le Tabac** : Ces substances peuvent retarder la cicatrisation et augmenter le risque de complications.

Soins Spécifiques Selon l'Intervention

- **Après une Césarienne** : Éviter de soulever des objets lourds, soutenir l'abdomen lors des mouvements pour réduire la tension sur la cicatrice.
- **Après une Épisiotomie** : Pratiquer une hygiène intime rigoureuse, faire des bains de siège si recommandés, et éviter la constipation.
- **Après une Hystérectomie** : Suivre les consignes sur la reprise des relations sexuelles et des activités physiques intenses.

Suivi Médical

- **Rendez-vous de Contrôle** : Respecter les dates des consultations post-opératoires pour permettre au médecin de surveiller la progression de la guérison.
- **Examens Complémentaires** : Réaliser les analyses ou examens prescrits pour évaluer l'état de santé général.

Signes d'Alerte à Surveiller

Il est crucial que la patiente soit informée des signes qui nécessitent une consultation médicale immédiate. Une détection précoce des complications permet une intervention rapide et réduit les risques pour la santé.

Signes d'Infection

- **Fièvre** : Température corporelle supérieure à 38°C, persistante ou associée à des frissons.

- **Rougeur et Chaleur** : Inflammation autour de la cicatrice, avec une peau rouge, chaude et douloureuse.
- **Écoulement Anormal** : Présence de pus, de liquide clair ou de saignement au niveau de la plaie.
- **Douleur Croissante** : Douleur intense ou qui s'aggrave malgré le traitement antalgique.

Signes de Thrombose Veineuse Profonde

- **Gonflement d'un Membre** : Œdème d'une jambe, souvent accompagné de douleur.
- **Douleur au Mollet** : Sensation de crampe ou de tension, surtout en position debout ou lors de la marche.
- **Chaleur et Rougeur** : Zone chaude et rouge sur la jambe, pouvant indiquer une phlébite.

Troubles Respiratoires

- **Essoufflement** : Difficulté à respirer, sensation d'oppression thoracique.
- **Douleur Thoracique** : Douleur aiguë lors de la respiration profonde, pouvant suggérer une embolie pulmonaire.
- **Toux avec Sang** : Expectoration de sang, nécessitant une consultation en urgence.

Troubles Urinaires et Digestifs

- **Difficulté à Uriner** : Douleur, brûlure ou incapacité à uriner.
- **Infection Urinaire** : Besoin fréquent d'uriner, douleurs pelviennes, urine trouble ou malodorante.
- **Constipation Sévère** : Absence de selles prolongée, douleur abdominale, ballonnements.

Autres Signes Préoccupants

- **Saignements Vaginales Anormaux** : Saignements abondants, caillots, ou saignements prolongés.
- **Éruption Cutanée** : Apparition de rougeurs, de démangeaisons, pouvant indiquer une réaction allergique.
- **Fatigue Excessive** : Sensation de faiblesse inhabituelle, vertiges, pouvant signaler une anémie ou une infection.

Rôle de l'Aide-Soignant dans l'Éducation Post-Opératoire

Communication Claire et Empathique

- **Adaptation du Langage** : Utiliser des termes simples, éviter le jargon médical pour assurer une compréhension optimale.
- **Vérification de la Compréhension** : Demander à la patiente de reformuler les informations pour s'assurer qu'elle a bien saisi les consignes.
- **Support Émotionnel** : Être à l'écoute des inquiétudes de la patiente, la rassurer et l'encourager
-

Fourniture de Supports Éducatifs

- **Documents Écrits** : Remettre des brochures ou des fiches récapitulatives des soins et des signes d'alerte.
- **Contacts Utiles** : Fournir les numéros de téléphone à appeler en cas de problème ou pour des questions supplémentaires.

Encouragement à l'Autonomie

- **Implication Active** : Encourager la patiente à participer activement à ses soins, en lui montrant comment prendre soin de sa cicatrice, par exemple.
- **Planification** : Aider à organiser le retour à domicile, en tenant compte des besoins spécifiques, comme l'aménagement de l'espace de vie pour faciliter les déplacements.

Coordination avec l'Équipe Soignante

- **Transmissions** : Partager les informations importantes avec les autres membres de l'équipe pour assurer une continuité des soins.
- **Suivi** : Si possible, effectuer des appels de suivi pour s'assurer que la patiente applique les conseils et pour répondre à d'éventuelles questions.

Préparation au Retour à Domicile

Organisation Pratique

- **Transport** : Vérifier que la patiente a un moyen de transport adapté pour rentrer chez elle en toute sécurité.
- **Soutien à Domicile** : S'assurer qu'elle dispose d'une aide à domicile si nécessaire, que ce soit par la famille, des amis ou des services professionnels.

Gestion des Médicaments

- **Ordonnances** : Vérifier que la patiente a toutes les ordonnances nécessaires pour les médicaments à prendre à domicile.
- **Explications** : Revoir avec elle le schéma thérapeutique, les horaires de prise, les interactions possibles.

Rendez-vous de Suivi

- **Planning** : Confirmer les dates des rendez-vous de suivi, expliquer leur importance.
- **Préparation** : Conseiller de noter les questions ou les problèmes rencontrés pour en discuter lors des consultations

- **Prévention** : information sur les facteurs de risque modifiables.

La prévention occupe une place centrale en maternité-gynécologie, contribuant de manière significative à la santé des femmes et à celle de leurs enfants. En identifiant et en modifiant les facteurs de risque, il est possible de prévenir de nombreuses complications et d'améliorer la qualité de vie des patientes. L'aide-soignant joue un rôle crucial dans cette démarche préventive, en informant et en accompagnant les femmes dans la compréhension et la gestion des facteurs de risque modifiables. Cette approche proactive favorise l'autonomie des patientes et contribue à une prise en charge globale et personnalisée.

Importance de la Prévention en Maternité-Gynécologie

La prévention permet d'anticiper les problèmes de santé en agissant sur les causes potentielles avant l'apparition des symptômes. En maternité-gynécologie, cela inclut la prévention des maladies transmissibles, des complications obstétricales, des cancers gynécologiques et des maladies chroniques liées au mode de vie. Une information claire et adaptée sur les facteurs de risque modifiables permet aux patientes de prendre des décisions éclairées concernant leur santé.

Facteurs de Risque Modifiables : Définition et Exemples

Les facteurs de risque modifiables sont des éléments sur lesquels une personne peut agir pour réduire son risque de développer une maladie ou une complication. Contrairement aux facteurs non modifiables tels que l'âge, le sexe ou les antécédents familiaux, les facteurs modifiables dépendent des comportements individuels et du mode de vie.

Principaux Facteurs de Risque Modifiables en Maternité-Gynécologie

- **Tabagisme** : Le tabac augmente le risque de cancer du col de l'utérus, de fausse couche, de retard de croissance intra-utérin et de complications lors de la grossesse.
- **Consommation d'alcool** : L'alcool peut provoquer des malformations congénitales, le syndrome d'alcoolisation fœtale et des troubles du développement chez l'enfant.
- **Alimentation déséquilibrée** : Une mauvaise nutrition peut conduire à l'obésité, au diabète gestationnel, à l'hypertension artérielle et à des carences nutritionnelles.
- **Sédentarité** : Le manque d'activité physique est associé à un risque accru de maladies cardiovasculaires, de diabète et de certaines formes de cancer.
- **Stress** : Le stress chronique peut affecter la fertilité, augmenter le risque de prématurité et avoir des effets négatifs sur la santé mentale.
- **Exposition aux substances nocives** : Les produits chimiques, les radiations et certains médicaments peuvent avoir des effets tératogènes ou carcinogènes.
- **Non-respect des mesures d'hygiène** : Une mauvaise hygiène peut favoriser les infections génitales et urinaires.

Rôle de l'Aide-Soignant dans l'Information sur les Facteurs de Risque Modifiables

Éducation à la Santé

L'aide-soignant a pour mission d'informer les patientes sur les facteurs de risque modifiables, en adaptant son discours à leurs besoins et à leur niveau de compréhension. Cette éducation vise à :

- **Sensibiliser** : Expliquer les risques associés à certains comportements et habitudes de vie.
- **Informer** : Fournir des données précises et actualisées sur les conséquences potentielles.
- **Encourager** : Motiver les patientes à adopter des changements positifs pour leur santé.

Approche Individualisée

Chaque patiente est unique, avec ses propres expériences, croyances et motivations. L'aide-soignant doit :

- **Écouter** : Prendre le temps d'écouter les préoccupations et les questions de la patiente.
- **Respecter** : Tenir compte des choix et des valeurs de la patiente, sans jugement.
- **Adapter** : Personnaliser les conseils en fonction des besoins spécifiques de la patiente.

Communication Efficace

Une bonne communication est essentielle pour transmettre l'information de manière claire et compréhensible. L'aide-soignant doit :

- **Utiliser un langage simple** : Éviter le jargon médical, expliquer les termes techniques si nécessaire.
- **Vérifier la compréhension** : Demander à la patiente de reformuler les informations pour s'assurer qu'elle a bien compris.
- **Utiliser des supports visuels** : Brochures, affiches, schémas pour illustrer les messages clés.

Détails sur les Principaux Facteurs de Risque Modifiables et Conseils Associés

Tabagisme

Risques :

- Augmentation du risque de cancer du col de l'utérus, des ovaires et du sein.
- Complications pendant la grossesse : fausse couche, placenta prævia, décollement placentaire.
- Risque accru de mort subite du nourrisson.

Conseils :

- **Encourager l'arrêt du tabac** : Proposer des solutions comme les thérapies de substitution nicotinique, l'accompagnement psychologique.
- **Orienter vers des professionnels** : Diriger la patiente vers des consultations spécialisées en tabacologie.

Consommation d'Alcool

Risques :

- Effets néfastes sur le développement fœtal, malformations, retards de croissance.
- Risque de prématurité et de faible poids à la naissance.

Conseils :

- **Privilégier l'abstinence** : Expliquer qu'il n'existe pas de seuil d'alcool sans risque pendant la grossesse.
- **Fournir des ressources** : Orienter vers des associations ou des professionnels pour un soutien adapté.

Alimentation et Nutrition

Risques :

- Carences en vitamines et minéraux, comme l'acide folique, pouvant entraîner des anomalies du tube neural.
- Diabète gestationnel, hypertension artérielle, prééclampsie.

Conseils :

- **Adopter une alimentation équilibrée** : Consommer une variété de fruits, légumes, protéines maigres et céréales complètes.
- **Supplémentation** : Informer sur l'importance de la prise d'acide folique avant et pendant la grossesse.
- **Éviter certains aliments** : Conseiller sur les aliments à risque d'infection (fromages au lait cru, viandes insuffisamment cuites).

Activité Physique

Risques de Sédentarité :

- Prise de poids excessive, diabète gestationnel, varices, thrombose veineuse.

Conseils :

- **Intégrer une activité physique régulière** : Recommander des exercices adaptés comme la marche, la natation, le yoga prénatal.
- **Adapter en fonction de l'état de santé** : Toujours vérifier avec le médecin avant de commencer une nouvelle activité.

Gestion du Stress

Risques :

- Accouchement prématuré, faible poids à la naissance.
- Impact sur la santé mentale de la mère et du bébé.

Conseils :

- **Techniques de relaxation** : Proposer la méditation, la respiration profonde, le yoga.
- **Soutien psychologique** : Encourager l'expression des émotions, orienter vers un professionnel si nécessaire.

Exposition aux Substances Nocives

Risques :

- Effets tératogènes, risque de fausse couche, anomalies congénitales.

Conseils :

- **Éviter les produits chimiques** : Conseiller de limiter l'exposition aux pesticides, solvants, peintures.

- **Prudence avec les médicaments** : Ne prendre que les médicaments prescrits par un professionnel de santé informé de la grossesse.

Hygiène et Prévention des Infections

Risques :

- Infections comme la toxoplasmose, la listériose, pouvant affecter le fœtus.

Conseils :

- **Hygiène alimentaire** : Bien laver les fruits et légumes, cuire les viandes à cœur.
- **Vaccinations** : Vérifier la mise à jour des vaccinations recommandées.

Méthodes d'Accompagnement par l'Aide-Soignant

Entretien Motivationnel

- **Objectif** : Aider la patiente à explorer et résoudre son ambivalence face au changement.
- **Techniques** :
    - Poser des questions ouvertes.
    - Valoriser les efforts et les progrès.
    - Éviter la confrontation directe.

Ateliers et Groupes de Parole

- **Participation Active** : Inviter les patientes à des sessions éducatives collectives.
- **Partage d'Expériences** : Favoriser l'échange entre patientes pour créer un soutien mutuel.

Suivi Personnalisé

- **Plan d'Action** : Élaborer avec la patiente des objectifs réalistes et réalisables.
- **Suivi Régulier** : Planifier des rencontres pour évaluer les progrès et ajuster les conseils.

Respect de l'Autonomie et de la Dignité de la Patiente

- **Consentement Éclairé** : S'assurer que la patiente comprend et accepte les informations fournies.
- **Non-Jugement** : Respecter les choix de la patiente, même si elle décide de ne pas modifier certains comportements.
- **Confidentialité** : Garantir la protection des informations personnelles partagées.

Collaboration Interprofessionnelle

- **Travail d'Équipe** : Collaborer avec les sages-femmes, les infirmières, les médecins et les diététiciens pour une prise en charge globale.
- **Partage d'Informations** : Transmettre les observations pertinentes tout en respectant la confidentialité.
- **Formation Continue** : Participer aux formations pour rester informé des dernières recommandations en matière de prévention.

Impact Positif de l'Information sur les Facteurs de Risque Modifiables

- **Amélioration de la Santé Maternelle et Fœtale** : Réduction des complications pendant la grossesse et l'accouchement.

- **Prévention des Maladies à Long Terme** : Diminution du risque de maladies chroniques chez la mère et l'enfant.
- **Renforcement de l'Autonomie** : Les patientes deviennent actrices de leur santé, ce qui favorise une meilleure adhésion aux soins.

Chapitre 4

Les Compétences Techniques de l'Aide-Soignant SOUS LA SURVEILLANCE DE L'INFIRMIÈRE

Maîtrise des gestes techniques spécifiques

- **Prélèvements** : techniques de prélèvement sanguin, prélèvements vaginaux.

Les prélèvements sanguins et vaginaux sont des actes médicaux essentiels en maternité-gynécologie. Ils permettent de réaliser des analyses cruciales pour le diagnostic, le suivi et la prévention de nombreuses pathologies chez la femme enceinte ou non enceinte. L'aide-soignant, bien que n'étant pas autorisé à effectuer ces prélèvements, joue un rôle fondamental dans la préparation, l'accompagnement et le soutien des patientes tout au long de ces procédures. Son intervention contribue à assurer le bon déroulement des prélèvements, en veillant au confort, à la sécurité et à l'information des patientes.

Importance des Prélèvements en Maternité-Gynécologie

Prélèvements Sanguins

Les prélèvements sanguins permettent de :

- **Évaluer l'état de santé général** : Dosage de l'hémoglobine, numération formule sanguine.
- **Dépister des infections** : Sérologies pour la toxoplasmose, la rubéole, l'hépatite, le VIH.
- **Contrôler les paramètres métaboliques** : Glycémie, bilan lipidique, fonction rénale et hépatique.
- **Surveiller la grossesse** : Dosage de l'hormone bêta-hCG, dépistage de la trisomie 21.

Prélèvements Vaginaux

Les prélèvements vaginaux sont essentiels pour :

- **Dépister les infections sexuellement transmissibles (IST)** : Chlamydia, gonocoque, papillomavirus.
- **Diagnostiquer les infections vaginales** : Mycoses, vaginoses bactériennes.
- **Surveiller le col de l'utérus** : Frottis cervico-vaginal pour le dépistage du cancer du col.

Rôle de l'Aide-Soignant dans les Prélèvements

Limites du Rôle de l'Aide-Soignant

Il est important de souligner que, selon la réglementation française, l'aide-soignant n'est pas habilité à réaliser des actes invasifs tels que les prélèvements sanguins ou vaginaux. Ces actes sont réservés aux infirmières, sages-femmes et médecins. Cependant, l'aide-soignant intervient de manière significative dans la préparation et l'accompagnement des patientes, contribuant ainsi à la qualité et à l'efficacité des soins.

Préparation de la Patiente

- **Accueil Chaleureux** : Accueillir la patiente avec bienveillance, se présenter et expliquer son rôle.
- **Information** : Informer la patiente sur le déroulement de la procédure, en termes simples et adaptés à son niveau de compréhension.
- **Réponse aux Questions** : Être disponible pour répondre aux interrogations, rassurer en cas d'anxiété.
- **Vérification de l'Identité** : Confirmer l'identité de la patiente en respectant les protocoles d'identitovigilance.

- **Installation Confortable** : Aider la patiente à s'installer dans une position adéquate, assurant son confort et son intimité.
- **Préparation du Matériel** : S'assurer que le matériel nécessaire est à disposition du professionnel habilité à effectuer le prélèvement.

Accompagnement Pendant le Prélèvement

- **Présence Réconfortante** : Rester auprès de la patiente pour la soutenir moralement.
- **Assistance au Professionnel** : Apporter une aide logistique à l'infirmière ou à la sage-femme, si nécessaire.
- **Surveillance** : Observer les réactions de la patiente, détecter les signes de malaise ou d'inconfort.

Soins Après le Prélèvement

- **Vérification du Bien-être** : S'assurer que la patiente se sent bien après le prélèvement, proposer de l'eau ou un temps de repos si besoin.
- **Soins de Confort** : Aider à remettre les vêtements, proposer un fauteuil ou un lit pour se reposer.
- **Informations Supplémentaires** : Rappeler les consignes à suivre après le prélèvement, comme la pression sur le point de ponction pour le prélèvement sanguin.

Techniques de Prélèvement Sanguin : Rôle de l'Aide-Soignant

Préparation de la Patiente

- **Jeûne Préopératoire** : Vérifier si la patiente doit être à jeun, et s'assurer qu'elle a respecté les consignes.

- **Hydratation** : Conseiller de boire de l'eau si cela facilite le prélèvement, selon les instructions du professionnel de santé.
- **Confort Thermique** : Veiller à ce que la patiente soit dans un environnement à température agréable pour favoriser la dilatation veineuse.

Aide Logistique

- **Matériel à Disposition** : Préparer le plateau de prélèvement avec les tubes adéquats, les aiguilles, les garrots, les compresses, les désinfectants, conformément aux protocoles.
- **Hygiène** : S'assurer que le matériel est stérile ou à usage unique, respecter les règles d'asepsie.

Gestion des Incidents

- **Observation** : Surveiller les signes de malaise vagal, comme les sueurs, les vertiges, la pâleur.
- **Réaction Appropriée** : Alerter immédiatement le professionnel de santé, aider la patiente à s'allonger, relever les jambes si nécessaire.

Techniques de Prélèvement Vaginal : Rôle de l'Aide-Soignant

Préparation de la Patiente

- **Respect de l'Intimité** : Fermer les portes, tirer les rideaux, fournir une blouse ou un drap pour couvrir la patiente.
- **Explication du Déroulement** : Informer sur la position à adopter, le déroulement de l'examen, sans entrer dans les détails techniques réservés au professionnel habilité.

- **Vérification des Contre-indications** : Confirmer avec la patiente qu'elle n'a pas de saignements abondants ou qu'elle n'a pas utilisé de produits intravaginaux récemment, qui pourraient fausser les résultats.

Assistance Pendant le Prélèvement

- **Présence Discrète** : Être disponible tout en respectant la pudeur de la patiente.
- **Soutien Moral** : Rassurer la patiente si elle exprime de l'inquiétude, encourager la respiration profonde pour se détendre.
- **Aide à l'Installation** : Aider à monter sur la table d'examen, ajuster les étriers si utilisés, veiller au confort.

Soins Après le Prélèvement

- **Hygiène** : Proposer des lingettes ou du papier pour se nettoyer si besoin.
- **Repos** : Inviter la patiente à rester assise quelques instants si elle le souhaite.
- **Informations** : Indiquer quand et comment elle pourra obtenir les résultats, en respectant le cadre défini par le professionnel de santé.

Respect des Aspects Éthiques et Légaux

Confidentialité et Secret Professionnel

- **Discrétion** : Ne pas divulguer les informations relatives au prélèvement ou aux résultats éventuels.
- **Respect de la Vie Privée** : Éviter les discussions personnelles dans des lieux publics ou devant d'autres patients.

Consentement Éclairé

- **Information** : S'assurer que la patiente a reçu toutes les informations nécessaires pour donner un consentement éclairé.
- **Droit au Refus** : Respecter la décision de la patiente si elle refuse le prélèvement, informer le professionnel concerné.

Dignité et Respect

- **Attitude Bienveillante** : Traiter chaque patiente avec respect, quelle que soit sa situation.
- **Adaptation Culturelle** : Prendre en compte les spécificités culturelles ou religieuses qui peuvent influencer le déroulement du prélèvement.

Collaboration avec l'Équipe Soignante

Communication Efficace

- **Transmissions** : Informer l'infirmière, la sage-femme ou le médecin des observations pertinentes concernant la patiente.
- **Signalement des Anomalies** : Rapporter immédiatement tout incident ou réaction inhabituelle lors du prélèvement.

Participation Active

- **Réunions d'Équipe** : Participer aux briefings pour être informé des protocoles à suivre.
- **Formation Continue** : Se tenir informé des mises à jour concernant les procédures et les bonnes pratiques.

Promotion de la Qualité des Soins

Assurance de la Sécurité

- **Hygiène Rigoureuse** : Appliquer les protocoles d'hygiène pour prévenir les infections nosocomiales.
- **Gestion des Déchets** : Éliminer correctement les déchets biomédicaux, comme les aiguilles usagées, dans les conteneurs appropriés.

Amélioration de l'Expérience Patient

- **Empathie** : Faire preuve d'écoute et de compréhension envers les patientes.
- **Satisfaction** : Contribuer à une expérience positive, ce qui peut réduire l'anxiété et favoriser la coopération.

- **Pose de dispositifs médicaux** : sondes urinaires, surveillance des perfusions.

La pose de dispositifs médicaux tels que les sondes urinaires et la surveillance des perfusions sont des actes courants en milieu hospitalier, essentiels pour le diagnostic, le traitement et le confort des patientes en maternité-gynécologie. L'aide-soignant joue un rôle crucial dans ces procédures, non seulement en assistant les infirmières et les médecins, mais aussi en assurant le bien-être, la sécurité et l'information des patientes. Cette implication exige une connaissance approfondie des protocoles, une attention aux détails et une approche empathique.

Importance des Dispositifs Médicaux en Maternité-Gynécologie

Sondes Urinaires

La sonde urinaire est un dispositif inséré dans la vessie via l'urètre pour drainer l'urine. Elle est utilisée dans diverses situations :

- **Interventions Chirurgicales** : Pour maintenir la vessie vide pendant et après la chirurgie, facilitant le travail chirurgical et évitant les complications.
- **Rétention Urinaire** : Lorsque la patiente est incapable d'uriner spontanément en raison d'une anesthésie, d'un blocage ou d'une faiblesse musculaire.
- **Surveillance de la Diurèse** : Mesurer avec précision le volume d'urine produit, important pour évaluer la fonction rénale et l'équilibre hydrique.

Perfusions Intraveineuses

Les perfusions permettent l'administration de liquides, de médicaments, de nutriments ou de sang directement dans la circulation sanguine. Elles sont essentielles pour :

- **Hydratation** : Maintenir ou rétablir l'équilibre hydrique, surtout en cas de déshydratation ou de pertes importantes.
- **Administration Médicamenteuse** : Fournir des traitements qui ne peuvent pas être pris par voie orale ou qui nécessitent une action rapide.
- **Transfusions** : Remplacer le sang perdu lors d'une hémorragie ou corriger une anémie sévère.

Rôle de l'Aide-Soignant dans la Pose des Sondes Urinaires

Limites Légales du Rôle

Il est important de noter que la pose de sondes urinaires est un acte infirmier. L'aide-soignant n'est pas autorisé à réaliser cet acte de manière autonome. Toutefois, il joue un rôle essentiel dans la préparation, l'accompagnement et la surveillance des patientes.

Préparation de la Patiente

- **Information** : Expliquer à la patiente, avec des mots simples, le but de la sonde urinaire, comment elle sera posée et ce qu'elle peut ressentir. Répondre à ses questions pour diminuer son anxiété.
- **Respect de l'Intimité** : S'assurer que la patiente est installée dans un environnement privé, en fermant les portes et les rideaux.
- **Positionnement Confortable** : Aider la patiente à se positionner correctement, généralement en position gynécologique ou en décubitus dorsal avec les genoux fléchis.
- **Hygiène** : Réaliser une toilette intime si nécessaire, en respectant les protocoles d'asepsie et en préservant la dignité de la patiente.

Assistance lors de la Pose

- **Préparation du Matériel** : Rassembler tout le matériel stérile nécessaire pour l'infirmière, y compris la sonde, les gants stériles, les antiseptiques, le gel lubrifiant stérile et le système de recueil.
- **Aide à l'Infirmière** : Fournir une assistance en respectant les règles d'asepsie, par exemple en tenant le plateau stérile ou en ajustant l'éclairage.

- **Soutien à la Patiente** : Rassurer la patiente pendant la procédure, l'encourager à respirer profondément et à se détendre.

Surveillance Après la Pose

- **Fonctionnement de la Sonde** : Vérifier que l'urine s'écoule bien dans le sac collecteur, sans obstruction ni reflux.
- **Confort de la Patiente** : S'assurer que la sonde est correctement fixée pour éviter les tiraillements, et que la patiente est à l'aise.
- **Observation des Urines** : Noter la quantité, la couleur, la clarté et l'odeur de l'urine, et signaler toute anomalie à l'infirmière.
- **Hygiène et Entretien** : Assurer des soins réguliers au niveau du méat urinaire pour prévenir les infections, en suivant les protocoles établis.

Rôle de l'Aide-Soignant dans la Surveillance des Perfusions

Préparation du Matériel

- **Vérification du Matériel** : S'assurer que les poches de perfusion, les tubulures, les pompes et les cathéters sont disponibles et en bon état.
- **Hygiène** : Maintenir un environnement propre, se laver les mains avant de manipuler le matériel.

Installation de la Patiente

- **Position Confortable** : Aider la patiente à s'installer de manière confortable, avec le membre perfusé en position adéquate.

- **Prévention des Accidents** : Veiller à ce que les tubulures soient sécurisées pour éviter les arrachements accidentels.

Surveillance de la Perfusion

- **Observation du Point de Ponction** : Vérifier régulièrement le site d'insertion du cathéter pour détecter les signes d'inflammation, d'infection ou d'infiltration (rougeur, douleur, gonflement).
- **Contrôle du Débit** : S'assurer que la perfusion s'écoule au débit prescrit, en vérifiant les compte-gouttes ou la pompe à perfusion.
- **Vérification de la Solution** : Surveiller le niveau de la poche de perfusion, anticiper son remplacement avant qu'elle ne soit vide.
- **Détection des Réactions** : Être attentif aux signes de réactions allergiques ou d'intolérance, tels que des démangeaisons, des éruptions cutanées, une difficulté respiratoire.

Communication avec l'Équipe Soignante

- **Signalement des Anomalies** : Informer immédiatement l'infirmière ou le médecin de tout problème ou signe inhabituel.
- **Documentation** : Noter les observations pertinentes dans le dossier de soins, en respectant les protocoles de traçabilité.

Approche Relationnelle et Éducative

Relation avec la Patiente

- **Écoute et Empathie** : Être attentif aux préoccupations de la patiente, répondre à ses questions avec bienveillance.

- **Explication des Soins** : Fournir des informations sur l'importance des dispositifs médicaux, comment ils contribuent à sa guérison ou à son confort.
- **Encouragement à la Participation** : Inviter la patiente à signaler tout inconfort ou problème, à participer activement à ses soins.

Respect de la Dignité et de l'Intimité

- **Confidentialité** : Garantir le respect du secret professionnel.
- **Préservation de l'Intimité** : Lors des soins, couvrir les parties du corps non concernées, expliquer chaque geste avant de le réaliser.

Prévention des Infections Associées aux Soins

Application des Protocoles d'Hygiène

- **Hygiène des Mains** : Se laver les mains avant et après chaque soin, utiliser une solution hydroalcoolique.
- **Utilisation de Matériel Stérile** : S'assurer que le matériel est stérile ou à usage unique.
- **Port de Gants** : Utiliser des gants non stériles pour les soins propres, des gants stériles si nécessaire.

Surveillance des Signes d'Infection

- **Observation Locale** : Rechercher des signes d'infection au niveau du point de ponction ou du méat urinaire.
- **Signes Généraux** : Être attentif à l'apparition de fièvre, de frissons, de malaise général.

Collaboration Interprofessionnelle

Travail d'Équipe

- **Coordination** : Travailler en étroite collaboration avec les infirmières, les médecins, les sages-femmes pour assurer une prise en charge cohérente.
- **Transmissions** : Communiquer efficacement les informations pertinentes, en utilisant les outils de transmission adaptés.

Formation Continue

- **Mise à Jour des Connaissances** : Participer aux formations sur les dispositifs médicaux, les protocoles d'hygiène, la prévention des infections.
- **Partage des Bonnes Pratiques** : Échanger avec les collègues sur les méthodes efficaces, les innovations technologiques.

Gestion des Situations d'Urgence

Réactions Imprévues

- **Reconnaissance des Signes** : Savoir identifier les signes de complications aiguës, comme une allergie sévère, une embolie gazeuse.
- **Réaction Appropriée** : Alerter immédiatement l'équipe médicale, suivre les protocoles d'urgence.

Sécurité de la Patiente

- **Prévention des Chutes** : Veiller à ce que les dispositifs médicaux n'entravent pas les déplacements de la patiente.

- **Éducation** : Informer la patiente sur les précautions à prendre pour éviter de débrancher ou d'endommager les dispositifs.

Respect des Aspects Éthiques et Légaux

Consentement Éclairé

- **Information** : S'assurer que la patiente a été informée par le professionnel habilité et qu'elle a consenti aux soins.
- **Droit au Refus** : Respecter la décision de la patiente si elle refuse un soin, informer l'équipe soignante.

Limites du Rôle

- **Respect des Compétences** : Ne pas effectuer d'actes au-delà de ses compétences légales, comme la pose de sondes ou de perfusions.
- **Responsabilité** : Assumer la responsabilité de ses actions, travailler sous la supervision de l'infirmière ou du médecin.

Impact sur la Qualité des Soins

Amélioration du Confort et du Bien-Être

- **Soins Personnalisés** : Adapter les soins aux besoins spécifiques de chaque patiente.
- **Réduction de l'Anxiété** : Par une communication claire et une présence rassurante, contribuer à diminuer le stress lié aux dispositifs médicaux.

Prévention des Complications

- **Surveillance Attentive** : Détecter précocement les signes de complications permet une intervention rapide.
- **Application des Protocoles** : Le respect strict des procédures réduit le risque d'infections et d'autres complications associées aux soins.

- **Utilisation du matériel** : compréhension du fonctionnement des moniteurs fœtaux, des pompes à perfusion.

Dans le domaine de la maternité et de la gynécologie, l'utilisation adéquate du matériel médical est essentielle pour assurer la sécurité et le bien-être des patientes et de leurs enfants. Les moniteurs fœtaux et les pompes à perfusion font partie des équipements les plus couramment utilisés, jouant un rôle crucial dans la surveillance et le traitement. L'aide-soignant, en tant que membre clé de l'équipe soignante, doit comprendre le fonctionnement de ces appareils pour assister efficacement les infirmières, les sages-femmes et les médecins, tout en garantissant une prise en charge de qualité.

Compréhension du Fonctionnement des Moniteurs Fœtaux

Importance de la Surveillance Fœtale

La surveillance fœtale permet de suivre le bien-être du fœtus pendant la grossesse et le travail. Elle aide à détecter les signes de détresse fœtale, permettant une intervention rapide pour prévenir les complications. Les moniteurs fœtaux enregistrent la fréquence cardiaque du bébé et les contractions utérines de la mère, fournissant des informations précieuses sur l'état de santé du fœtus.

Fonctionnement des Moniteurs Fœtaux

Les moniteurs fœtaux se composent généralement de deux capteurs principaux :

- **Capteur de Doppler Ultrasons** : Placé sur l'abdomen de la mère, il capte les battements cardiaques du fœtus.
- **Tocodynamomètre** : Mesure les contractions utérines en détectant les changements de pression sur l'abdomen.

Ces capteurs sont reliés à un moniteur qui affiche et enregistre les données en temps réel, sous forme de tracés appelés cardiotocogrammes (CTG). Ces tracés permettent d'observer les variations de la fréquence cardiaque fœtale en relation avec les contractions utérines.

Rôle de l'Aide-Soignant dans l'Utilisation des Moniteurs Fœtaux

Préparation du Matériel

- **Vérification de l'Équipement** : S'assurer que le moniteur est en bon état de fonctionnement, que les câbles sont intacts et que le papier d'enregistrement est disponible.
- **Installation des Capteurs** : Aider la sage-femme ou l'infirmière à positionner les capteurs sur l'abdomen de la patiente, en utilisant du gel de contact pour améliorer la transmission des ultrasons.
- **Confort de la Patiente** : Veiller à ce que la patiente soit installée confortablement, généralement en position semi-assise ou allongée sur le côté, pour faciliter le monitoring.

Surveillance Pendant l'Enregistrement

- **Observation des Signaux** : S'assurer que les signaux sont clairs et que les capteurs restent en place. Réajuster les capteurs si nécessaire, en collaboration avec l'équipe soignante.
- **Réponse aux Besoins de la Patiente** : Rassurer la patiente, répondre à ses questions et s'assurer qu'elle est à l'aise tout au long de la procédure.

Interprétation de Base

- **Reconnaissance des Anomalies** : Bien que l'interprétation détaillée des tracés soit du ressort des sages-femmes et des médecins, l'aide-soignant doit être capable de reconnaître les signes évidents de détresse, tels qu'une fréquence cardiaque anormalement basse ou élevée, et en informer immédiatement l'équipe.

Communication avec l'Équipe Soignante

- **Transmission des Observations** : Informer les professionnels de santé des éventuels problèmes techniques ou des préoccupations exprimées par la patiente.
- **Collaboration** : Travailler en étroite collaboration avec les sages-femmes et les infirmières pour assurer une surveillance continue et efficace.

Compréhension du Fonctionnement des Pompes à Perfusion

Importance des Pompes à Perfusion

Les pompes à perfusion sont des dispositifs qui administrent de manière contrôlée et précise des liquides, des médicaments ou des nutriments par voie intraveineuse. Elles sont essentielles pour maintenir une thérapie constante, ajuster les débits selon les besoins et garantir la sécurité de l'administration.

Fonctionnement des Pompes à Perfusion

Les pompes à perfusion utilisent des mécanismes électroniques pour contrôler le débit de perfusion. Elles comportent généralement :

- **Un Écran de Contrôle** : Affiche les paramètres de perfusion, tels que le débit en millilitres par heure, le volume total à perfuser et les alarmes éventuelles.
- **Un Système de Tubulure Spécifique** : Les lignes de perfusion sont conçues pour s'adapter à la pompe, avec des capteurs qui détectent les bulles d'air ou les obstructions.
- **Alarmes de Sécurité** : Signalent les problèmes tels que la fin de la perfusion, une occlusion ou une batterie faible.

Rôle de l'Aide-Soignant dans l'Utilisation des Pompes à Perfusion

Préparation et Mise en Place

- **Vérification du Matériel** : S'assurer que la pompe est propre, en bon état de fonctionnement et que la batterie est chargée.
- **Préparation de la Perfusion** : Aider à préparer la solution à perfuser, en respectant les protocoles d'hygiène et de sécurité, sous la supervision de l'infirmière.
- **Installation de la Tubulure** : Assembler la tubulure et la purger pour éliminer les bulles d'air, en suivant les procédures établies.

Surveillance de la Perfusion

- **Contrôle des Paramètres** : Vérifier que les réglages de la pompe correspondent à la prescription médicale, même si le paramétrage initial est réalisé par l'infirmière.
- **Observation des Alarmes** : Être attentif aux signaux sonores ou visuels de la pompe, indiquant un problème nécessitant une intervention.
- **Vérification du Site d'Injection** : Surveiller le point de ponction pour détecter les signes d'infiltration, d'inflammation ou d'infection.

Intervention en Cas de Problème

- **Gestion des Alarmes Simples** : En cas d'alarme pour batterie faible ou fin de perfusion, remplacer la batterie ou informer l'infirmière pour le remplacement de la poche.
- **Signalement des Anomalies** : Pour les problèmes plus complexes, tels qu'une occlusion ou une erreur de programme, alerter immédiatement l'infirmière.

Sécurité et Prévention

- **Respect des Protocoles** : Suivre strictement les procédures pour éviter les erreurs de médication ou les accidents.
- **Hygiène** : Maintenir une asepsie rigoureuse lors de la manipulation du matériel pour prévenir les infections.

Importance de la Formation et de la Collaboration

La maîtrise du fonctionnement des moniteurs fœtaux et des pompes à perfusion nécessite une formation continue et une mise à jour régulière des connaissances. L'aide-soignant doit :

- **Participer aux Formations** : Suivre les sessions de formation organisées par l'établissement ou les fabricants des équipements.
- **Actualiser ses Compétences** : Se tenir informé des évolutions technologiques et des nouvelles pratiques.
- **Travailler en Équipe** : Collaborer avec les autres professionnels pour assurer une prise en charge globale et sécurisée des patientes.

Entretien et stérilisation du matériel

- **Protocoles de désinfection** : respect des normes en vigueur.

La désinfection est une composante essentielle de la prévention des infections nosocomiales en milieu hospitalier, et plus particulièrement en maternité-gynécologie. Le respect strict des protocoles de désinfection et des normes en vigueur est indispensable pour assurer la sécurité des patientes, des nouveau-nés et du personnel soignant. L'aide-soignant joue un rôle crucial dans la mise en œuvre de ces mesures, contribuant ainsi à la qualité des soins et à la confiance des patientes envers le système de santé.

Importance de la Désinfection en Maternité-Gynécologie

Prévention des Infections Nosocomiales

Les infections nosocomiales, ou infections associées aux soins, représentent un risque majeur en milieu hospitalier. En maternité-gynécologie, elles peuvent avoir des conséquences graves, tant pour les mères que pour les nouveau-nés, dont le système immunitaire est particulièrement vulnérable. La désinfection vise à éliminer ou à réduire les micro-organismes présents sur les surfaces, les instruments et les mains, afin de prévenir la transmission d'agents pathogènes.

Sécurité des Soins

Le respect des protocoles de désinfection est essentiel pour garantir des soins sécurisés. Il contribue à :

- **Réduire la Morbidité et la Mortalité** : En prévenant les infections, on diminue le nombre de complications et de décès liés aux soins.
- **Assurer la Qualité des Soins** : Des pratiques de désinfection rigoureuses reflètent un haut niveau de professionnalisme et d'engagement envers les patientes.
- **Protéger le Personnel** : En limitant l'exposition aux agents infectieux, on préserve la santé des soignants.

Normes en Vigueur et Protocoles de Désinfection

Cadre Réglementaire

Les normes de désinfection sont définies par des organismes nationaux et internationaux, tels que le Ministère de la Santé, la Haute Autorité de Santé (HAS) et l'Organisation Mondiale de la Santé (OMS). Elles établissent des recommandations basées sur les meilleures pratiques et les preuves scientifiques disponibles.

Principes Généraux

- **Hygiène des Mains** : C'est la mesure la plus importante pour prévenir les infections. Elle inclut le lavage des mains à l'eau et au savon, ainsi que la friction avec une solution hydroalcoolique.

- **Nettoyage et Désinfection des Surfaces** : Les surfaces fréquemment touchées doivent être nettoyées et désinfectées régulièrement avec des produits adaptés.
- **Stérilisation des Instruments** : Les instruments médicaux réutilisables doivent être nettoyés, désinfectés et stérilisés selon des protocoles stricts.
- **Gestion des Déchets** : Les déchets médicaux doivent être triés, collectés et éliminés conformément aux réglementations.
- **Entretien du Linge** : Le linge souillé doit être manipulé avec précaution et lavé à des températures appropriées pour éliminer les micro-organismes.

Rôle de l'Aide-Soignant dans la Désinfection

Hygiène des Mains

Techniques de Lavage des Mains

- **Lavage Simple** : Utilisé en début et fin de service, avant et après chaque soin non invasif. Il consiste à se laver les mains avec de l'eau et du savon pendant au moins 30 secondes.
- **Friction Hydroalcoolique** : Réalisée sur des mains non souillées, avant et après chaque soin. Elle doit durer environ 20 à 30 secondes, en couvrant toutes les surfaces des mains et des poignets.

Moments Clés pour l'Hygiène des Mains

- Avant de toucher une patiente.
- Avant une procédure aseptique.
- Après un risque d'exposition à un liquide biologique.
- Après avoir touché une patiente.
- Après avoir touché l'environnement proche de la patiente.

Nettoyage et Désinfection des Surfaces

Procédures de Nettoyage

- **Nettoyage Quotidien** : Les surfaces doivent être nettoyées quotidiennement avec un détergent approprié.
- **Désinfection Régulière** : Utilisation de désinfectants approuvés pour les surfaces à haut risque, comme les poignées de porte, les lits, les chariots de soins.

Techniques Appropriées

- **Du Propre vers le Sale** : Commencer par les zones les moins contaminées.
- **Utilisation de Matériel Propre** : Changer les chiffons et les mop régulièrement pour éviter la contamination croisée.
- **Protection Individuelle** : Porter des gants et, si nécessaire, des masques ou des blouses.

Stérilisation des Instruments

Étapes de la Stérilisation

- **Prédécontamination** : Immersion des instruments dans une solution détergente dès après usage.
- **Nettoyage** : Élimination des souillures visibles à l'aide d'une brosse et d'un détergent.
- **Désinfection** : Utilisation d'un désinfectant de niveau intermédiaire ou élevé.
- **Emballage** : Les instruments sont emballés pour la stérilisation.
- **Stérilisation** : Réalisée en autoclave ou par d'autres méthodes approuvées.
- **Stockage** : Les instruments stériles doivent être stockés dans des conditions appropriées pour maintenir leur stérilité.

Rôle de l'Aide-Soignant

- **Préparation des Instruments** : Aider à la collecte et au transport des instruments souillés.
- **Respect des Protocoles** : Suivre les procédures établies pour éviter les erreurs.
- **Traçabilité** : Participer à la documentation des cycles de stérilisation si requis.

Gestion des Déchets

Classification des Déchets

- **Déchets à Risque Infectieux (DASRI)** : Aiguilles, seringues, pansements souillés.
- **Déchets Assimilés aux Ordures Ménagères** : Déchets non contaminés, emballages.

Procédures

- **Tri à la Source** : Séparer les déchets selon leur catégorie dès le lieu de production.
- **Utilisation de Contenants Adaptés** : Boîtes jaunes pour les objets piquants, sacs spécifiques pour les autres DASRI.
- **Élimination Conforme** : Stockage temporaire sécurisé et collecte par des services agréés.

Entretien du Linge

Manipulation du Linge Souillé

- **Précautions** : Ne pas secouer le linge, le placer directement dans des sacs étanches.
- **Protection** : Porter des gants lors de la manipulation.
- **Lavage** : Utiliser des cycles de lavage à haute température avec des détergents appropriés.

Respect des Protocoles et Formation Continue

Adhésion aux Protocoles

- **Connaissance des Procédures** : Se familiariser avec les protocoles spécifiques de l'établissement.
- **Application Stricte** : Suivre les étapes sans omission pour garantir l'efficacité des mesures.
- **Signalement des Non-Conformités** : Informer la hiérarchie en cas de difficulté ou d'obstacle au respect des normes.

Formation et Sensibilisation

- **Participation aux Formations** : Assister aux sessions de formation sur l'hygiène et la désinfection.
- **Mise à Jour des Connaissances** : Se tenir informé des nouvelles recommandations et des évolutions réglementaires.
- **Promotion des Bonnes Pratiques** : Encourager ses collègues à respecter les protocoles, partager les informations utiles.

Collaboration avec l'Équipe Soignante

Communication Efficace

- **Transmissions Précises** : Informer l'équipe des actions réalisées et des éventuels problèmes rencontrés.
- **Travail d'Équipe** : Collaborer avec les infirmières, les sages-femmes et le personnel de nettoyage pour une approche cohérente.

Implication dans les Audits

- **Participation aux Évaluations** : Contribuer aux audits internes sur l'hygiène et la désinfection.
- **Acceptation des Retours** : Considérer les remarques comme des opportunités d'amélioration.

Impact sur la Qualité des Soins

Réduction des Infections

Le respect des protocoles de désinfection contribue à diminuer significativement le taux d'infections nosocomiales, améliorant ainsi les résultats de santé des patientes et des nouveau-nés.

Confiance des Patientes

Des pratiques d'hygiène rigoureuses renforcent la confiance des patientes envers le personnel soignant et l'établissement, favorisant une relation thérapeutique positive.

Responsabilité Professionnelle

En respectant les normes en vigueur, l'aide-soignant affirme son professionnalisme et son engagement éthique envers la sécurité et le bien-être des patientes.

- **Gestion des déchets** : élimination appropriée des déchets biomédicaux.

La gestion des déchets biomédicaux est une composante essentielle de la sécurité sanitaire en milieu hospitalier, et plus particulièrement en maternité-gynécologie. Une élimination appropriée de ces déchets est cruciale pour prévenir les infections nosocomiales, protéger le personnel soignant, les patientes, les nouveau-nés, et préserver l'environnement. L'aide-soignant joue un rôle clé dans ce processus, en appliquant rigoureusement les protocoles établis et en veillant au respect des normes en vigueur. Cette responsabilité nécessite une connaissance approfondie des types de déchets, des méthodes de tri, de collecte et d'élimination, ainsi qu'une sensibilisation constante aux risques associés.

Importance de la Gestion des Déchets Biomédicaux

Prévention des Risques Sanitaires

Les déchets biomédicaux peuvent être porteurs de micro-organismes pathogènes, de substances toxiques ou de matériaux dangereux. Une gestion inadéquate peut entraîner la propagation d'infections, des blessures par objets tranchants ou piquants, et une exposition à des produits chimiques nocifs.

Protection de l'Environnement

L'élimination non contrôlée des déchets biomédicaux peut contaminer les sols, les eaux et l'air, entraînant des conséquences néfastes pour l'écosystème et la santé publique. Un traitement approprié contribue à réduire l'impact environnemental des activités de soins.

Conformité Réglementaire

Les lois et règlements nationaux encadrent strictement la gestion des déchets biomédicaux. Le non-respect de ces obligations peut entraîner des sanctions pour l'établissement de santé et compromettre sa réputation.

Classification des Déchets Biomédicaux

Déchets d'Activités de Soins à Risque Infectieux (DASRI)

- **Déchets Piquants, Coupants, Tranchants** : Aiguilles, seringues, scalpels, lames, ampoules brisées.
- **Déchets Contaminés** : Compresses souillées, pansements, gants usagés, matériel d'aspiration.
- **Déchets Anatomiques** : Tissus humains, organes, placenta.

Déchets Assimilés aux Ordures Ménagères (DAOM)

- **Déchets Non Contaminés** : Emballages, restes alimentaires, papiers non souillés.

Déchets Chimiques et Médicamenteux

- **Médicaments Périmés ou Non Utilisables** : Ampoules, comprimés, flacons.
- **Produits Chimiques** : Désinfectants, solvants, révélateurs radiologiques.

Rôle de l'Aide-Soignant dans la Gestion des Déchets

Tri à la Source

- **Identification des Déchets** : Reconnaître les différents types de déchets pour les orienter vers les filières appropriées.

- **Utilisation de Contenants Spécifiques** :
    - **Boîtes à Aiguilles** : Réservées aux objets piquants, coupants, tranchants. Elles doivent être rigides, étanches, résistantes à la perforation et fermées hermétiquement.
    - **Sacs DASRI** : De couleur jaune, pour les déchets contaminés non piquants.
    - **Contenants pour Déchets Chimiques** : Récipients spécifiques pour les produits dangereux.
- **Respect des Consignes de Remplissage** : Ne pas surcharger les contenants, respecter le niveau maximal indiqué.

Collecte et Stockage

- **Fréquence de Collecte** : Évacuer régulièrement les déchets pour éviter l'accumulation et limiter les risques d'exposition.
- **Stockage Temporaire** : Les déchets doivent être entreposés dans des locaux dédiés, sécurisés, ventilés et accessibles uniquement au personnel autorisé.
- **Étiquetage** : Les contenants doivent être étiquetés avec le symbole de risque biologique et les informations nécessaires pour la traçabilité.

Sécurité et Prévention des Risques

- **Port d'Équipements de Protection Individuelle (EPI)** : Gants, blouses, masques si nécessaire, pour se protéger lors de la manipulation des déchets.
- **Gestes de Précaution** : Ne jamais recapuchonner une aiguille usagée, ne pas manipuler les déchets à mains nues, éviter de compacter les sacs.

- **Formation** : Participer aux formations sur la gestion des déchets et la prévention des accidents d'exposition au sang (AES).

Signalement des Incidents

- **Accidents d'Exposition au Sang** : En cas de piqûre ou de coupure avec un objet contaminé, appliquer les premiers soins (lavage à l'eau et au savon, désinfection), et déclarer immédiatement l'incident selon le protocole établi.
- **Défaillances du Système** : Signaler tout problème lié aux contenants (fuite, perforation), ou à la collecte des déchets.

Collaboration avec l'Équipe Soignante et les Services Supports

Communication Efficace

- **Transmissions Précises** : Informer les collègues des consignes spécifiques concernant la gestion des déchets, surtout en cas de situations particulières (patients infectieux, épidémies).
- **Coordination avec les Services de Logistique** : Collaborer avec le personnel chargé de la collecte et du traitement des déchets pour assurer une gestion fluide et conforme.

Participation aux Audits et Évaluations

- **Engagement dans les Démarches Qualité** : Contribuer aux audits internes sur la gestion des déchets, partager les bonnes pratiques et les points d'amélioration.

- **Sensibilisation des Nouveaux Arrivants** : Aider à l'intégration des nouveaux membres du personnel en les informant des protocoles en vigueur.

Sensibilisation et Éducation

Information des Patientes et des Visiteurs

- **Prévention des Risques** : Informer les patientes sur les dangers potentiels liés aux déchets biomédicaux, notamment pour celles qui s'auto-administrent des soins (insuline, anticoagulants).
- **Comportements Responsables** : Encourager le respect des consignes, comme ne pas jeter de déchets médicaux dans les poubelles ordinaires.

Respect de l'Environnement

- **Réduction des Déchets** : Participer aux initiatives visant à diminuer la production de déchets, comme l'utilisation rationnelle du matériel.
- **Recyclage** : Promouvoir le tri des déchets recyclables lorsque cela est possible, en respectant les protocoles.

Respect des Réglementations et des Protocoles

Conformité Légale

- **Réglementation Française** : Se conformer au Code de la Santé Publique et aux arrêtés relatifs à la gestion des déchets d'activités de soins à risque infectieux.

- **Normes Internes** : Respecter les procédures établies par l'établissement de santé, qui peuvent être plus strictes que les normes nationales.

Traçabilité

- **Documentation** : Participer à la tenue des registres de suivi des déchets, si cela fait partie des procédures, pour assurer la traçabilité jusqu'à l'élimination finale.
- **Contrôle** : Vérifier régulièrement que les pratiques sont conformes et que les documents sont à jour.

Impact sur la Qualité des Soins et la Sécurité

Protection de la Santé

- **Réduction des Infections** : Une gestion appropriée des déchets biomédicaux diminue le risque de transmission d'agents infectieux.
- **Sécurité du Personnel** : En évitant les blessures et les expositions aux agents pathogènes, on protège la santé du personnel soignant.

Image de l'Établissement

- **Confiance des Patientes** : Des pratiques rigoureuses renforcent la confiance des patientes envers l'établissement et le personnel.
- **Responsabilité Environnementale** : Une gestion écologique des déchets contribue à l'image positive de l'établissement en matière de développement durable.

Chapitre 5

Prévention et Promotion de la Santé

Programmes de prévention maternelle et infantile

- **Suivi de la grossesse** : importance des consultations régulières.

La grossesse est une période extraordinaire dans la vie d'une femme, marquée par des changements physiques, émotionnels et psychologiques profonds. C'est un voyage qui conduit à la naissance d'un nouvel être, mais qui comporte également des défis et des responsabilités importantes. L'un des éléments clés pour assurer le bon déroulement de la grossesse et la santé du futur enfant est le suivi médical régulier. Les consultations prénatales jouent un rôle essentiel dans la surveillance de la santé de la mère et du fœtus, la prévention des complications et la préparation à l'accouchement et à la parentalité. Comprendre l'importance de ces rendez-vous réguliers est crucial pour toute future mère.

Garantir la Santé de la Mère et du Fœtus

Surveillance Médicale Approfondie

Les consultations prénatales permettent une surveillance médicale régulière de la mère et du fœtus. Elles incluent :

- **Évaluations Physiques** : Mesure de la tension artérielle, du poids, de la taille utérine, et écoute des battements cardiaques fœtaux.
- **Analyses Biologiques** : Prises de sang pour dépister les anémies, les infections, le diabète gestationnel, et autres anomalies.
- **Échographies** : Visualisation du développement fœtal, détection des malformations, estimation de la croissance.

Détection Précoce des Complications

Les rendez-vous réguliers permettent de détecter rapidement les complications potentielles telles que :

- **Hypertension Artérielle** : Risque de prééclampsie pouvant menacer la vie de la mère et du bébé.
- **Diabète Gestationnel** : Affecte le métabolisme de la mère et peut entraîner des complications pour le fœtus.
- **Infections** : Dépistage et traitement des infections urinaires, vaginales, ou autres pouvant impacter la grossesse.

Adaptation Personnalisée des Soins

Chaque grossesse est unique. Les consultations permettent d'adapter les soins aux besoins spécifiques de la mère :

- **Antécédents Médicaux** : Prise en compte des maladies chroniques, des interventions chirurgicales passées.
- **Facteurs de Risque** : Âge maternel, antécédents obstétricaux, conditions socio-économiques.
- **Suivi Psychologique** : Détection et prise en charge du stress, de l'anxiété, ou de la dépression prénatale.

Préparation à l'Accouchement et à la Parentalité

Information et Éducation

Les consultations sont des occasions privilégiées pour informer et éduquer la future mère sur divers sujets :

- **Alimentation et Hygiène de Vie** : Conseils sur une nutrition équilibrée, l'activité physique adaptée, le repos.
- **Prévention des Risques** : Informations sur les substances à éviter (tabac, alcool, drogues), les vaccinations nécessaires.
- **Signes d'Alerte** : Apprendre à reconnaître les symptômes nécessitant une consultation urgente.

Préparation à l'Accouchement

- **Cours de Préparation** : Orientation vers des séances pour se préparer physiquement et mentalement à l'accouchement.
- **Plan de Naissance** : Discussion sur les préférences en matière d'accouchement, de gestion de la douleur, de présence du partenaire.
- **Visite de la Maternité** : Familiarisation avec le lieu où se déroulera l'accouchement, réduction de l'anxiété liée à l'inconnu.

Soutien Psychologique et Émotionnel

- **Expression des Inquiétudes** : Espace pour partager les peurs, les doutes, les attentes.
- **Accompagnement Personnalisé** : Soutien adapté aux besoins émotionnels de la mère, renforcement de la confiance en soi.
- **Implication du Partenaire** : Encouragement de la participation du conjoint, renforcement du lien familial.

Prévention et Promotion de la Santé

Vaccinations et Préventions Spécifiques

- **Vaccination Antigrippale** : Protection de la mère et du fœtus contre la grippe.
- **Prévention de la Toxoplasmose et de la Listériose** : Conseils alimentaires pour éviter ces infections.

Dépistage des Maladies Génétiques et Infections

- **Tests de Dépistage Prénatal** : Évaluation du risque de trisomie 21 et autres anomalies chromosomiques.

- **Dépistage des Infections** : VIH, hépatite B et C, syphilis, pour une prise en charge adaptée.

Promotion d'un Mode de Vie Sain

- **Conseils Nutritionnels** : Importance des acides foliques, du fer, du calcium.
- **Activité Physique** : Encouragement à pratiquer des exercices adaptés pour le bien-être et la préparation à l'accouchement.
- **Arrêt du Tabac et de l'Alcool** : Accompagnement pour réduire les risques liés à ces substances.

Construction d'une Relation de Confiance avec les Professionnels de Santé

Suivi Personnalisé

- **Relation Continuité** : Voir le même professionnel permet un suivi cohérent et personnalisé.
- **Connaissance Mutuelle** : Le professionnel connaît l'histoire médicale, les préférences, les besoins spécifiques de la patiente.

Communication Ouverte

- **Échange d'Informations** : Possibilité de poser des questions, d'exprimer des préoccupations.
- **Conseils Adaptés** : Recommandations basées sur les circonstances individuelles.

Soutien en Cas de Difficultés

- **Gestion des Complications** : Prise en charge rapide en cas de problèmes.
- **Orientation vers des Spécialistes** : Si nécessaire, pour des soins plus spécialisés.

Respect des Obligations Légales et Administratives

Constitution du Dossier Médical

- **Traçabilité** : Enregistrement des examens, des résultats, des vaccinations.
- **Confidentialité** : Protection des données personnelles et médicales.

Prestations Sociales

- **Déclarations Obligatoires** : Aide à la réalisation des démarches auprès des organismes sociaux.
- **Informations sur les Droits** : Congé maternité, prestations familiales, aides spécifiques.

Rythme et Organisation des Consultations

Calendrier des Consultations

- **Fréquence Recommandée** : En général, une consultation par mois jusqu'au 8e mois, puis toutes les deux semaines, et chaque semaine le dernier mois.
- **Flexibilité** : Adaptation du rythme en fonction des besoins médicaux spécifiques.

Coordination des Examens

- **Planification des Échographies** : Trois échographies recommandées aux 12e, 22e et 32e semaines.
- **Organisation des Analyses** : Prises de sang, tests urinaires, dépistages spécifiques.

Anticipation de l'Accouchement

- **Préparation Logistique** : Planification du transport, préparation de la valise de maternité.
- **Identification des Signes de Travail** : Apprentissage des signes annonciateurs de l'accouchement.

Implication du Partenaire et de la Famille

Participation aux Consultations

- **Engagement du Partenaire** : Encouragement à assister aux rendez-vous, renforcement du lien familial.
- **Soutien Émotionnel** : Partage des expériences, compréhension mutuelle des enjeux.

Préparation à la Parentalité

- **Cours pour les Parents** : Ateliers sur les soins au nouveau-né, l'allaitement, la parentalité.
- **Gestion des Changements** : Discussion sur les ajustements nécessaires au sein de la famille.

- **Vaccinations** : calendrier vaccinal de la mère et de l'enfant.

La vaccination est l'un des moyens les plus efficaces pour prévenir les maladies infectieuses et protéger la santé publique. En maternité-gynécologie, l'attention portée au calendrier vaccinal de la mère et de l'enfant est essentielle pour assurer une protection optimale contre diverses infections potentielles. La vaccination de la mère non seulement protège sa propre santé, mais confère également une immunité passive au nouveau-né. De même, le respect du calendrier vaccinal de l'enfant est crucial pour le protéger contre des maladies graves dès le plus jeune âge. Cette approche préventive est fondamentale pour le bien-être individuel et collectif.

Vaccinations de la Mère

Avant la Grossesse

Importance de la Mise à Jour du Statut Vaccinal

Avant de concevoir un enfant, il est recommandé que la femme s'assure que son statut vaccinal est à jour. Certaines vaccinations doivent être effectuées avant la grossesse, car elles sont contre-indiquées pendant celle-ci en raison des risques potentiels pour le fœtus.

Vaccins Recommandés

- **Rougeole, Oreillons, Rubéole (ROR)** : Si la femme n'est pas immunisée contre la rubéole, une vaccination est recommandée au moins trois mois avant la conception pour prévenir les risques de malformations congénitales associées à cette infection.
- **Varicelle** : Pour les femmes sans antécédents de varicelle ou non vaccinées, la vaccination est préconisée avant la grossesse, car l'infection pendant la grossesse peut entraîner des complications fœtales.

- **Coqueluche** : Bien que la vaccination puisse être réalisée pendant la grossesse, une mise à jour avant la conception assure une protection précoce.

Pendant la Grossesse

Vaccinations Autorisées et Recommandées

Certaines vaccinations sont non seulement autorisées mais également recommandées pendant la grossesse pour protéger la mère et le fœtus.

Vaccins Recommandés

- **Grippe Saisonnière** : La vaccination contre la grippe est recommandée quel que soit le trimestre de la grossesse. La grippe peut être plus sévère chez la femme enceinte et comporte des risques pour le fœtus.
- **Coqueluche (dTcaP)** : La vaccination contre la coqueluche est recommandée entre la 20e et la 36e semaine de grossesse pour protéger le nouveau-né jusqu'à ce qu'il puisse être vacciné lui-même.
- **Hépatite B** : En cas de risque élevé d'exposition, la vaccination peut être envisagée pendant la grossesse.

Vaccins Contre-indiqués Pendant la Grossesse

- **Vaccins Vivants Atténués** : Les vaccins tels que le ROR, la varicelle et le BCG sont contre-indiqués pendant la grossesse en raison du risque potentiel pour le fœtus.

Après la Grossesse

Mise à Jour du Calendrier Vaccinal

Après l'accouchement, il est important que la mère mette à jour son statut vaccinal, en particulier pour les vaccins qui étaient contre-indiqués pendant la grossesse.

Vaccins Recommandés

- **Rougeole, Oreillons, Rubéole (ROR)** : Si non vaccinée auparavant, la vaccination peut être effectuée après l'accouchement.
- **Varicelle** : La vaccination post-partum est recommandée pour les femmes non immunisées.
- **Hépatite B** : Si nécessaire, la vaccination peut être poursuivie ou initiée après la naissance.

Allaitement et Vaccination

La plupart des vaccins sont compatibles avec l'allaitement. La mère peut donc se faire vacciner sans risque pour le nourrisson allaité.

Vaccinations de l'Enfant

Le calendrier vaccinal de l'enfant est établi pour offrir une protection précoce contre des maladies potentiellement graves. Il est important de respecter les délais recommandés pour assurer une immunité efficace.

À la Naissance

- **Vaccin contre l'Hépatite B** : Administré dès la naissance pour les enfants à risque, notamment si la mère est porteuse de l'antigène HBs.

À 2 Mois

Premières Injections

- **Vaccin Hexavalent** : Protection contre la diphtérie, le tétanos, la poliomyélite, la coqueluche, l'haemophilus influenzae de type b et l'hépatite B.
- **Vaccin Pneumocoque (PCV13)** : Protection contre 13 types de pneumocoques responsables de pneumonies, méningites et otites.
- **Vaccin Méningocoque C** : Première dose pour prévenir les infections à méningocoque de type C.
- **Vaccin Rotavirus** (non obligatoire) : Peut être proposé pour prévenir les gastro-entérites sévères.

À 4 Mois

Deuxièmes Injections

- **Rappels des Vaccins Hexavalent et Pneumocoque** : Renforcement de l'immunité initiale.
- **Vaccin Méningocoque B** : Selon les recommandations locales, peut être administré pour protéger contre le méningocoque de type B.

À 5 Mois

- **Deuxième Dose du Vaccin Méningocoque B** : Si le schéma vaccinal a été initié à 3 mois.

À 11 Mois

Troisièmes Injections et Nouveaux Vaccins

- **Rappel du Vaccin Hexavalent** : Consolidation de l'immunité.

- **Rappel du Vaccin Pneumocoque** : Dernière dose du schéma vaccinal.
- **Vaccin Rougeole, Oreillons, Rubéole (ROR)** : Première dose pour protéger contre ces trois maladies virales.

Entre 12 et 18 Mois

- **Deuxième Dose du Vaccin ROR** : Assure une immunité durable.
- **Rappel du Vaccin Méningocoque C** : Deuxième dose pour renforcer la protection.

À 6 Ans

- **Rappel Diphtérie, Tétanos, Poliomyélite, Coqueluche (dTcaP)** : Maintien de l'immunité contre ces maladies.

Entre 11 et 13 Ans

- **Rappel dTcaP** : Nouvelle dose pour prolonger la protection.
- **Vaccination contre le Papillomavirus Humain (HPV)** : Recommandée pour les filles et les garçons, protège contre les infections à HPV responsables de cancers du col de l'utérus et d'autres cancers génitaux.

À 25 Ans et Au-delà

- **Rappels Tous les 20 Ans** : À 25, 45 et 65 ans pour le dTcaP.
- **Rappels Tous les 10 Ans Après 65 Ans** : À 75, 85 ans, etc.

Rôle des Professionnels de Santé

Information et Éducation

Les professionnels de santé, y compris les aides-soignants, ont un rôle crucial dans :

- **L'Information des Parents** : Expliquer l'importance des vaccinations, les maladies qu'elles préviennent, et le calendrier à suivre.
- **La Réponse aux Inquiétudes** : Écouter les préoccupations des parents, fournir des informations basées sur des preuves scientifiques.

Suivi et Rappel des Vaccinations

- **Tenue du Carnet de Santé** : S'assurer que les vaccinations sont correctement notées et que le calendrier est suivi.
- **Organisation des Rendez-vous** : Aider les parents à planifier les vaccinations futures, envoyer des rappels si nécessaire.

Gestion des Effets Indésirables

- **Observation des Réactions** : Surveiller les éventuels effets secondaires post-vaccinaux.
- **Conseils Appropriés** : Informer les parents sur les réactions normales et les signes nécessitant une consultation médicale.

Importance du Respect du Calendrier Vaccinal

Protection Individuelle

- **Prévention des Maladies Graves** : Les vaccinations protègent l'enfant contre des infections potentiellement mortelles ou invalidantes.
- **Immunité Précoce** : Une vaccination dès le plus jeune âge assure une protection rapide.

Protection Collective

- **Immunité de Groupe** : En vaccinant la majorité de la population, on réduit la circulation des agents infectieux, protégeant ainsi les personnes vulnérables non vaccinées.
- **Éradication des Maladies** : La vaccination a permis d'éliminer ou de réduire considérablement certaines maladies, comme la variole ou la polio dans certaines régions.

Réduction des Coûts de Santé

- **Moins d'Hospitalisations** : La prévention des maladies réduit le nombre de consultations médicales, d'hospitalisations et les coûts associés.
- **Productivité Économique** : Une population en bonne santé contribue positivement à l'économie.

- **Dépistage néonatal** : rôle dans l'identification précoce des anomalies.

Le dépistage néonatal est un élément essentiel de la médecine préventive moderne, visant à détecter précocement certaines maladies chez les nouveau-nés afin de permettre une prise en charge rapide et adaptée. Ces maladies, souvent invisibles à la naissance, peuvent avoir des conséquences graves sur la santé et le développement de l'enfant si elles ne sont pas traitées à temps. Le dépistage néonatal contribue donc de manière significative à améliorer le pronostic et la qualité de vie des enfants atteints. Comprendre le rôle du dépistage néonatal dans l'identification précoce des anomalies est crucial pour apprécier son importance dans le système de santé et pour assurer une prise en charge optimale des nouveau-nés.

Importance du Dépistage Néonatal

Prévention des Complications Graves

Le dépistage néonatal permet de détecter des maladies génétiques, métaboliques ou endocriniennes avant l'apparition des symptômes. Sans dépistage, ces affections peuvent entraîner des retards de développement, des handicaps physiques ou mentaux, voire le décès de l'enfant. Une intervention précoce peut prévenir ou atténuer ces conséquences.

Amélioration du Pronostic

La détection précoce permet de commencer un traitement ou un suivi médical dès les premiers jours de vie, optimisant ainsi les chances de réussite thérapeutique. Pour certaines maladies, le traitement initié dans les premières semaines peut faire la différence entre une vie normale et des complications irréversibles.

Réduction des Coûts de Santé

En évitant les complications sévères, le dépistage néonatal contribue à réduire les coûts associés aux soins médicaux à long terme, aux hospitalisations répétées et aux prises en charge spécialisées.

Types d'Anomalies Détectées

Maladies Métaboliques Héréditaires

- **Phénylcétonurie** : Trouble du métabolisme de la phénylalanine pouvant entraîner un retard mental sévère si non traité.
- **Leucodystrophie Métachromatique** : Maladie affectant la gaine de myéline des neurones, entraînant une détérioration neurologique progressive.

Maladies Endocriniennes

- **Hypothyroïdie Congénitale** : Défaut de production d'hormones thyroïdiennes, essentielles pour le développement cérébral.
- **Hyperplasie Congénitale des Surrénales** : Déséquilibre hormonal pouvant causer des troubles de croissance et de la puberté.

Maladies Génétiques

- **Mucoviscidose** : Maladie affectant les sécrétions des glandes exocrines, entraînant des problèmes respiratoires et digestifs.
- **Drépanocytose** : Hémoglobinopathie entraînant une déformation des globules rouges, fréquente dans certaines populations.

Déficits Immunitaires

- **Déficit Immunitaire Combiné Sévère** : Affection rare mais grave, rendant l'enfant extrêmement vulnérable aux infections.

Procédures et Processus du Dépistage Néonatal

Prélèvement

- **Test de Guthrie** : Réalisé entre le 2e et le 3e jour de vie, il consiste à prélever quelques gouttes de sang au talon du nouveau-né sur un buvard spécifique.
- **Examen Clinique** : Observation de signes cliniques pouvant indiquer des anomalies, comme des malformations visibles ou des troubles fonctionnels.
- **Otoémissions Acoustiques** : Test de dépistage de la surdité congénitale par mesure des sons émis par l'oreille interne.

Analyse en Laboratoire

- **Techniques de Biologie Moléculaire** : Détection de mutations génétiques spécifiques.
- **Dosages Biochimiques** : Mesure des concentrations de certaines substances dans le sang, indicatrices d'un dysfonctionnement métabolique.

Communication des Résultats

- **Résultats Normaux** : En l'absence d'anomalie, les parents ne sont généralement pas contactés, mais peuvent demander les résultats.
- **Résultats Anormaux** : En cas de suspicion, une confirmation est nécessaire par des tests complémentaires. Les parents sont informés rapidement pour organiser la prise en charge.

Rôle des Professionnels de Santé

Équipe Médicale

- **Pédiatres et Néonatologistes** : Supervisent le dépistage, interprètent les résultats et coordonnent la prise en charge.
- **Biologistes Médicaux** : Réalisent les analyses en laboratoire et valident les résultats.

Personnel Infirmier et Aide-Soignants

- **Prélèvement Sanguin** : Les infirmières réalisent le prélèvement du test de Guthrie en respectant les protocoles d'hygiène et de sécurité.
- **Observation Clinique** : Les soignants surveillent les signes cliniques pouvant indiquer des anomalies.
- **Soutien aux Parents** : Informer, rassurer et accompagner les parents tout au long du processus.

Rôle de l'Aide-Soignant

Préparation et Assistance

- **Préparation du Nouveau-né** : Assurer le confort du bébé lors du prélèvement, en le maintenant correctement et en le réconfortant.
- **Matériel** : Préparer le matériel nécessaire, vérifier la conformité des dispositifs utilisés.

Information et Communication

- **Explication du Déroulement** : Informer les parents sur la procédure, l'importance du dépistage et répondre à leurs questions.

- **Soutien Émotionnel** : Être à l'écoute des inquiétudes des parents, les rassurer sur la procédure et les implications possibles.

Surveillance Post-Prélèvement

- **Observation du Site de Prélèvement** : Vérifier l'absence de saignement excessif ou de signes d'infection.
- **Confort du Bébé** : S'assurer que le nouveau-né est apaisé après le prélèvement, favoriser le contact peau à peau si possible.

Impact sur la Santé de l'Enfant

Prise en Charge Précoce

- **Traitement Immédiat** : Pour certaines maladies, un traitement initié dès les premiers jours de vie est crucial pour prévenir les dommages irréversibles.
- **Suivi Spécialisé** : Mise en place d'un suivi médical régulier avec des spécialistes pour adapter le traitement en fonction de l'évolution.

Amélioration de la Qualité de Vie

- **Développement Optimal** : En évitant les retards de développement et les complications, l'enfant a de meilleures chances de mener une vie normale.
- **Intégration Sociale** : Une santé stabilisée facilite l'intégration de l'enfant dans les structures éducatives et sociales.

Soutien Familial

- **Accompagnement des Parents** : Les familles bénéficient d'un soutien psychologique et éducatif pour gérer la maladie de leur enfant.
- **Planification Familiale** : En cas de maladie génétique, les parents peuvent recevoir des conseils pour de futures grossesses.

Considérations Éthiques

Consentement et Information

- **Consentement Éclairé** : Les parents doivent être informés de la nature du dépistage, des maladies recherchées et du droit de refus.
- **Confidentialité** : Les résultats doivent être traités de manière confidentielle, respectant le secret médical.

Droit au Refus

- **Respect de la Volonté des Parents** : Si les parents refusent le dépistage, leur décision doit être respectée après une information complète sur les risques.

Gestion des Résultats

- **Annoncer une Mauvaise Nouvelle** : Nécessite tact, empathie et professionnalisme pour accompagner les parents dans l'acceptation et la compréhension du diagnostic.
- **Stigmatisation et Discrimination** : Éviter toute forme de stigmatisation liée au dépistage et assurer un soutien équitable à toutes les familles.

Santé reproductive et sexuelle

- **Conseil en contraception** : informations sur les différentes méthodes.

La contraception est un élément essentiel de la santé reproductive et sexuelle. Elle permet aux individus et aux couples de choisir le moment et les conditions dans lesquelles ils souhaitent avoir des enfants. Une bonne compréhension des différentes méthodes contraceptives disponibles est fondamentale pour faire des choix éclairés et adaptés à sa situation personnelle. Cet article vise à fournir des informations détaillées et claires sur les diverses options contraceptives, en soulignant leurs mécanismes d'action, leurs avantages, leurs inconvénients et les considérations à prendre en compte pour un choix adapté.

Importance du Conseil en Contraception

Le conseil en contraception est un processus qui vise à aider les individus à choisir la méthode contraceptive qui correspond le mieux à leurs besoins, à leurs préférences et à leur situation de santé. Il s'agit d'un échange personnalisé entre le professionnel de santé et la personne concernée, qui prend en compte divers facteurs tels que l'âge, le mode de vie, les antécédents médicaux, les projets de grossesse future et le degré de protection souhaité contre les infections sexuellement transmissibles (IST).

Le conseil en contraception est essentiel pour plusieurs raisons :

- **Prévention des Grossesses Non Désirées** : En informant sur les méthodes efficaces, il contribue à réduire le nombre de grossesses non planifiées.
- **Promotion de la Santé Sexuelle** : Il permet d'aborder des sujets liés à la sexualité, aux IST et à la protection globale.
- **Autonomisation des Femmes et des Couples** : En donnant les moyens de contrôler leur fertilité, il favorise l'égalité des sexes et l'autonomie des individus.

- **Réduction des Risques Médicaux** : Une méthode contraceptive adaptée peut prévenir les complications liées à des grossesses rapprochées ou à risque.

Les Différentes Méthodes Contraceptives

Il existe une grande variété de méthodes contraceptives, chacune ayant ses propres caractéristiques. Elles peuvent être classées en plusieurs catégories :

Méthodes Hormonales

Pilule Contraceptive

- **Pilule Combinée** : Contient un œstrogène et un progestatif. Elle inhibe l'ovulation, modifie la glaire cervicale et l'endomètre pour prévenir la fécondation et la nidation.
- **Pilule Progestative** : Contient uniquement un progestatif. Elle épaissit la glaire cervicale et peut inhiber l'ovulation.

Avantages :

- Efficacité élevée en cas de prise régulière.
- Régulation des cycles menstruels.
- Diminution des douleurs menstruelles et de l'acné.

Inconvénients :

- Nécessité d'une prise quotidienne à heure fixe.
- Risque accru de thrombose avec les pilules combinées.
- Effets secondaires possibles : nausées, maux de tête, saignements irréguliers.

Patch Contraceptif

- **Description** : Patch transdermique diffusant des hormones (œstrogène et progestatif) à travers la peau.
- **Utilisation** : Un patch par semaine pendant trois semaines, suivi d'une semaine sans patch.

Avantages :

- Moins de contraintes que la pilule quotidienne.
- Efficacité comparable à celle de la pilule combinée.

Inconvénients :

- Possible irritation cutanée.
- Même contre-indications que la pilule combinée.

Anneau Vaginal

- **Description** : Anneau souple inséré dans le vagin, libérant des hormones.
- **Utilisation** : Porté pendant trois semaines, suivi d'une semaine d'arrêt.

Avantages :

- Discret et pratique.
- Libération hormonale constante.

Inconvénients :

- Peut être ressenti pendant les rapports sexuels.
- Nécessite une manipulation vaginale.

Injection Contraceptive

- **Description** : Injection intramusculaire de progestatif tous les trois mois.

Avantages :

- Longue durée d'action.
- Pas de contrainte quotidienne.

Inconvénients :

- Retour à la fertilité pouvant être retardé après l'arrêt.
- Possibles irrégularités menstruelles.

Implant Contraceptif

- **Description** : Petit bâtonnet inséré sous la peau du bras, libérant un progestatif sur trois ans.

Avantages :

- Très efficace et longue durée.
- Pas d'entretien quotidien.

Inconvénients :

- Nécessite une intervention médicale pour la pose et le retrait.
- Saignements irréguliers possibles.

Dispositifs Intra-Utérins (DIU)

DIU au Cuivre

- **Description** : Petit dispositif en forme de T, inséré dans l'utérus, libérant des ions cuivre qui sont toxiques pour les spermatozoïdes.

Avantages :

- Efficace pendant 5 à 10 ans.
- Pas d'hormones.

Inconvénients :

- Règles plus abondantes et douloureuses possibles.
- Risque d'expulsion ou de perforation utérine (rare).

DIU Hormonal

- **Description** : DIU libérant un progestatif localement dans l'utérus.

Avantages :

- Réduction des saignements menstruels.
- Efficace pendant 3 à 5 ans.

Inconvénients :

- Effets secondaires hormonaux possibles.
- Nécessite une pose et un retrait médical.

Méthodes Barrières

Préservatif Masculin

- **Description** : Gaine en latex ou polyuréthane placée sur le pénis en érection.

Avantages :

- Protection contre les IST.
- Disponible sans prescription.

Inconvénients :

- Efficacité dépendante de l'utilisation correcte.
- Peut réduire la sensibilité.

Préservatif Féminin

- **Description** : Manchon en nitrile ou latex inséré dans le vagin.

Avantages :

- Protection contre les IST.
- Contrôle par la femme.

Inconvénients :

- Moins disponible et plus coûteux que le préservatif masculin.
- Nécessite une certaine habitude pour l'insertion.

Diaphragme et Cape Cervicale

- **Description** : Coupelle en silicone placée sur le col de l'utérus avant le rapport.

Avantages :

- Méthode non hormonale.
- Peut être mis en place à l'avance.

Inconvénients :

- Efficacité améliorée avec un spermicide.
- Nécessite un apprentissage pour la mise en place.

Spermicides

- **Description** : Substances chimiques (crèmes, gels, ovules) qui immobilisent ou tuent les spermatozoïdes.

Avantages :

- Faciles à utiliser.
- Peuvent être utilisés en complément d'autres méthodes barrières.

Inconvénients :

- Efficacité faible en utilisation seule.
- Risque d'irritation vaginale.

Contraception d'Urgence

Pilule du Lendemain

- **Description** : Comprimé à base de lévonorgestrel ou d'ulipristal acétate, à prendre le plus tôt possible après un rapport non protégé.

Avantages :

- Disponible sans prescription pour le lévonorgestrel.
- Peut prévenir une grossesse si pris rapidement.

Inconvénients :

- Moins efficace que les méthodes contraceptives régulières.
- Ne protège pas contre les IST.

DIU au Cuivre

- **Description** : Peut être utilisé comme contraception d'urgence s'il est inséré dans les 5 jours suivant le rapport non protégé.

Avantages :

- Très efficace.
- Offre une contraception à long terme par la suite.

Inconvénients :

- Nécessite une pose par un professionnel de santé.
- Coût plus élevé.

Méthodes Naturelles

Méthode du Calendrier (Ogino)

- **Description** : Éviter les rapports sexuels pendant la période fertile estimée en fonction des cycles menstruels passés.

Avantages :

- Aucune intervention médicale ou hormonale.
- Acceptable pour certaines convictions religieuses ou culturelles.

Inconvénients :

- Efficacité faible en raison de la variabilité des cycles.
- Nécessite une discipline stricte.

Méthode de la Température Basale

- **Description** : Suivi quotidien de la température corporelle pour détecter l'ovulation.

Avantages :

- Méthode naturelle sans effets secondaires.
- Permet une meilleure connaissance de son cycle.

Inconvénients :

- Efficacité limitée.
- Influencée par de nombreux facteurs externes.

Méthode de la Glaire Cervicale (Billings)

- **Description** : Observation des changements de la glaire cervicale pour déterminer la période fertile.

Avantages :

- Méthode naturelle.
- Aucune intervention médicale.

Inconvénients :

- Demande une formation et une observation rigoureuse.
- Efficacité variable.

Coït Interrompu (Retrait)

- **Description** : Retrait du pénis avant l'éjaculation.

Avantages :

- Aucune intervention médicale ou coût.
- Disponible en toute situation.

Inconvénients :

- Efficacité très limitée.
- Ne protège pas contre les IST.

Contraception Définitive

Stérilisation Féminine (Ligature des Trompes)

- **Description** : Intervention chirurgicale pour obstruer ou sectionner les trompes de Fallope.

Avantages :

- Contraception permanente.
- Aucune influence sur les hormones ou le cycle menstruel.

Inconvénients :

- Intervention chirurgicale avec risques associés.
- Caractère définitif, difficilement réversible.

Stérilisation Masculine (Vasectomie)

- **Description** : Section ou occlusion des canaux déférents pour empêcher le passage des spermatozoïdes.

Avantages :

- Méthode permanente et efficace.
- Procédure moins invasive que la stérilisation féminine.

Inconvénients :

- Nécessite une intervention chirurgicale.
- Caractère définitif, réversibilité incertaine.

Conseils pour le Choix d'une Méthode Contraceptive

Le choix d'une méthode contraceptive doit être personnalisé et prendre en compte plusieurs facteurs :

- **Efficacité** : Taux de réussite dans la prévention des grossesses.
- **Sécurité** : Contre-indications médicales, risques de complications.
- **Facilité d'Utilisation** : Adaptation au mode de vie, contraintes quotidiennes.
- **Effets Secondaires** : Impact sur la santé, tolérance individuelle.
- **Protection contre les IST** : Importance de prévenir les infections, notamment pour les personnes ayant des partenaires multiples.
- **Projet de Grossesse Futur** : Désir de fertilité à court ou long terme.
- **Préférences Personnelles** : Convictions religieuses, culturelles, acceptabilité de la méthode.

Rôle du Professionnel de Santé dans le Conseil Contraceptif

Le professionnel de santé a un rôle fondamental dans l'accompagnement des personnes souhaitant choisir une méthode contraceptive :

- **Écoute et Empathie** : Comprendre les besoins, les inquiétudes et les attentes.
- **Information Claire et Objective** : Fournir des informations complètes sur chaque méthode, sans jugement ni pression.

- **Évaluation Médicale** : Identifier les contre-indications et les facteurs de risque.
- **Suivi et Soutien** : Assurer un suivi régulier pour adapter la méthode si nécessaire, gérer les effets secondaires.
- **Respect de l'Autonomie** : Soutenir le choix libre et éclairé de la personne, respecter sa décision.

- **Prévention des IST** : éducation sur les modes de transmission et protection.

Les infections sexuellement transmissibles (IST) constituent un enjeu majeur de santé publique à travers le monde. Elles affectent des millions de personnes chaque année et peuvent avoir des conséquences graves sur la santé si elles ne sont pas diagnostiquées et traitées à temps. La prévention des IST repose essentiellement sur l'éducation, la compréhension des modes de transmission et l'adoption de comportements protecteurs. Cet article vise à sensibiliser sur les modes de transmission des IST et à promouvoir les méthodes de protection efficaces pour réduire leur propagation.

Comprendre les Infections Sexuellement Transmissibles

Les IST sont des infections causées par des bactéries, des virus, des parasites ou des champignons, transmises principalement lors des rapports sexuels non protégés. Elles peuvent affecter les organes génitaux, la bouche, la gorge et l'anus, et parfois avoir des répercussions systémiques sur l'ensemble de l'organisme.

Principales IST

- **Chlamydia** : Infection bactérienne souvent asymptomatique, pouvant entraîner des complications telles que la stérilité.

- **Gonorrhée** : Infection bactérienne affectant les muqueuses génitales, anales et pharyngées.
- **Syphilis** : Maladie bactérienne évoluant en plusieurs phases, avec des manifestations cutanées et des atteintes neurologiques possibles.
- **Herpès génital** : Infection virale provoquant des lésions douloureuses sur les organes génitaux.
- **Papillomavirus Humain (HPV)** : Virus responsable de verrues génitales et de certains cancers, notamment du col de l'utérus.
- **VIH/SIDA** : Virus de l'immunodéficience humaine affectant le système immunitaire, conduisant au syndrome d'immunodéficience acquise.
- **Hépatites B et C** : Infections virales du foie pouvant évoluer vers la cirrhose ou le cancer hépatique.
- **Trichomonase** : Infection parasitaire provoquant des inflammations génitales.

Modes de Transmission des IST

La connaissance des modes de transmission est fondamentale pour adopter des mesures préventives efficaces.

Voies de Transmission

1. **Rapports Sexuels Vaginal, Anal et Oral Non Protégés**

    - **Contact des Muqueuses** : Les IST se transmettent par le contact direct des muqueuses génitales, anales ou buccales.
    - **Échanges de Fluides Corporels** : Le sperme, les sécrétions vaginales et le sang peuvent contenir des agents infectieux.

2. **Partage de Matériel d'Injection**

    o **Usage de Drogues Intraveineuses** : L'échange de seringues ou d'aiguilles contaminées peut transmettre le VIH, les hépatites B et C.

3. **Transmission Mère-Enfant**

    o **Pendant la Grossesse** : Certaines IST peuvent traverser la barrière placentaire.
    o **Lors de l'Accouchement** : Le passage par le canal vaginal infecté.
    o **Allaitement** : Le VIH peut se transmettre par le lait maternel.

4. **Contact avec le Sang**

    o **Transfusions Sanguines Non Sécurisées** : Risque réduit dans les pays où le sang est systématiquement contrôlé.
    o **Blessures avec du Matériel Contaminé** : Accidents d'exposition au sang dans le milieu médical.

5. **Contact Peau à Peau**

    o **Lésions Cutanées** : L'herpès et le HPV peuvent se transmettre par simple contact avec les lésions.

Méthodes de Protection Contre les IST

La prévention repose sur une combinaison de stratégies visant à réduire le risque de transmission.

Utilisation de Préservatifs

1. **Préservatif Masculin**

   - **Efficacité** : Réduit significativement le risque de transmission des IST lorsqu'il est utilisé correctement à chaque rapport.
   - **Utilisation Correcte** : Vérifier la date d'expiration, l'absence de déchirure, et suivre les instructions pour le mettre en place.

2. **Préservatif Féminin**

   - **Alternative** : Offre une protection similaire, contrôle par la femme, peut être inséré à l'avance.
   - **Avantages** : Protection des parties externes des organes génitaux.

Réduction du Nombre de Partenaires Sexuels

- **Relations Monogames Mutuellement Fidèles** : Réduit le risque d'exposition aux IST.
- **Communication** : Discuter ouvertement avec le partenaire de l'historique sexuel et des tests de dépistage.

Dépistage Régulier

- **Tests de Dépistage** : Recommandés pour les personnes sexuellement actives, en particulier lors de changements de partenaire.
- **Prise en Charge Précoce** : Un diagnostic rapide permet un traitement efficace et limite la transmission.

Vaccinations

1. Vaccin contre le HPV

- **Protection** : Contre les types de HPV responsables de la majorité des cancers du col de l'utérus et des verrues génitales.
- **Recommandation** : Vaccination des adolescents avant le début de la vie sexuelle.

2. Vaccin contre l'Hépatite B

- **Protection** : Contre une infection hépatique potentiellement grave.
- **Intégration au Calendrier Vaccinal** : Vaccination dès le jeune âge.

Éviter le Partage de Matériel d'Injection

- **Matériel Stérile** : Utiliser des seringues neuves et ne pas partager le matériel.
- **Programmes d'Échange de Seringues** : Disponibles dans certaines régions pour réduire les risques.

Protection Pendant la Grossesse

- **Suivi Prénatal** : Dépistage des IST pour prévenir la transmission mère-enfant.
- **Traitements Adaptés** : Administration de médicaments pour réduire le risque de transmission du VIH.

Pratiques Sexuelles Moins à Risque

- **Alternatives aux Rapports Non Protégés** : Pratiques ne nécessitant pas de pénétration ou limitant l'échange de fluides corporels.

- **Lubrifiants** : Utiliser des lubrifiants à base d'eau ou de silicone pour réduire les microfissures.

Traitement Préventif

1. **Prophylaxie Pré-Exposition (PrEP)**
   - **Pour le VIH** : Prise quotidienne d'antirétroviraux par des personnes à haut risque pour prévenir l'infection.

2. **Prophylaxie Post-Exposition (PEP)**
   - **Après Exposition Potentielle** : Traitement d'urgence dans les heures suivant une exposition possible au VIH.

Éducation et Sensibilisation

Importance de l'Éducation Sexuelle

- **Connaissance des Risques** : Comprendre comment les IST se transmettent pour adopter des comportements préventifs.
- **Démystification** : Briser les tabous et les idées reçues sur la sexualité et les IST.

Communication Ouverte

- **Dialogue avec les Partenaires** : Discuter des antécédents sexuels, du statut sérologique et des méthodes de protection.
- **Consultation Médicale** : Ne pas hésiter à consulter un professionnel de santé en cas de doute ou de symptômes.

Lutte Contre la Stigmatisation

- **Respect et Empathie** : Les personnes atteintes d'une IST ne doivent pas être discriminées.
- **Encouragement au Dépistage** : Réduire la peur du jugement pour favoriser le dépistage volontaire.

Signes et Symptômes des IST

Symptômes Possibles

- **Sécrétions Génitales Anormales** : Écoulements inhabituels, colorés ou malodorants.
- **Douleurs ou Brûlures** : Pendant la miction ou les rapports sexuels.
- **Lésions Cutanées** : Ulcérations, verrues, boutons sur les organes génitaux, la bouche ou l'anus.
- **Démangeaisons** : Au niveau des organes génitaux.
- **Gonflement des Ganglions** : Dans l'aine.

Asymptomatisme

- **IST Sans Symptômes** : De nombreuses IST peuvent être asymptomatiques, d'où l'importance du dépistage régulier.

Traitement des IST

Consultation Médicale

- **Diagnostic Précis** : Par des tests spécifiques en laboratoire.
- **Traitement Adapté** : Antibiotiques pour les infections bactériennes, antiviraux pour les infections virales.

Suivi Médical

- **Contrôle Post-Traitement** : Vérifier l'efficacité du traitement.
- **Traitement des Partenaires** : Éviter la réinfection en traitant également les partenaires sexuels.

Abstinence Pendant le Traitement

- **Éviter les Rapports Sexuels** : Jusqu'à la guérison complète pour prévenir la transmission.

Rôle des Professionnels de Santé

Éducation et Conseil

- **Information Personnalisée** : Adapter les conseils aux besoins et aux situations individuelles.
- **Promotion du Dépistage** : Encourager les tests réguliers et faciliter l'accès aux services de santé.

Confidentialité et Respect

- **Secret Médical** : Garantir la confidentialité des informations partagées.
- **Approche Non Judgementale** : Offrir un environnement sûr pour discuter de la santé sexuelle.

- **Dépistage des cancers** : promotion du frottis cervico-utérin et de la mammographie.

Le dépistage précoce des cancers féminins, tels que le cancer du col de l'utérus et le cancer du sein, est essentiel pour augmenter les chances de guérison et réduire la mortalité associée à ces maladies. Le frottis cervico-utérin et la mammographie sont des outils de dépistage éprouvés qui permettent de détecter ces cancers à un stade précoce, souvent avant l'apparition des symptômes. La promotion de ces examens auprès des femmes est donc une priorité en santé publique, visant à sensibiliser et à encourager une participation régulière aux programmes de dépistage.

Importance du Dépistage Précoce

Réduction de la Mortalité

Le dépistage précoce permet de détecter les anomalies à un stade initial, où les options de traitement sont plus efficaces et moins invasives. Pour le cancer du col de l'utérus et le cancer du sein, un diagnostic précoce est associé à un taux de survie nettement supérieur.

Amélioration de la Qualité de Vie

En identifiant les cancers à un stade précoce, les traitements peuvent être moins agressifs, réduisant ainsi les effets secondaires et les séquelles à long terme. Cela contribue à une meilleure qualité de vie pour les patientes.

Prévention des Complications

Certaines lésions précancéreuses peuvent être traitées avant qu'elles n'évoluent en cancer invasif, évitant ainsi le développement de la maladie.

Le Frottis Cervico-Utérin

Qu'est-ce que le Frottis Cervico-Utérin ?

Le frottis cervico-utérin, également connu sous le nom de test de Papanicolaou ou test Pap, est un examen qui consiste à prélever des cellules du col de l'utérus pour les analyser en laboratoire. Il permet de détecter les anomalies cellulaires pouvant indiquer une infection par le virus du papillome humain (HPV) ou des modifications précancéreuses.

Pourquoi est-il Important ?

Le cancer du col de l'utérus est principalement causé par une infection persistante par certains types de HPV à haut risque. Le frottis permet de détecter les lésions précancéreuses, offrant ainsi la possibilité d'une intervention précoce.

Fréquence Recommandée

- **Âge de Début** : Il est recommandé de commencer les frottis à l'âge de 25 ans.
- **Fréquence** : Un frottis tous les trois ans après deux tests normaux réalisés à un an d'intervalle.
- **Jusqu'à Quel Âge** : Le dépistage est généralement poursuivi jusqu'à 65 ans, en fonction des résultats précédents.

Comment se Déroule l'Examen ?

- **Préparation** : Il est conseillé d'éviter les rapports sexuels, les douches vaginales et l'utilisation de tampons dans les 48 heures précédant l'examen.
- **Procédure** : Le professionnel de santé insère un spéculum pour visualiser le col de l'utérus, puis utilise une petite brosse pour prélever des cellules.
- **Durée** : L'examen est rapide, généralement moins de cinq minutes.
- **Inconfort** : Il peut être légèrement inconfortable, mais il ne doit pas être douloureux.

Interprétation des Résultats

- **Normaux** : Pas d'anomalie détectée, le prochain frottis est programmé selon le calendrier recommandé.
- **Anormaux** : Présence de cellules atypiques, nécessitant des examens complémentaires comme une colposcopie.
- **HPV Positif** : Détection du virus, ce qui peut nécessiter une surveillance accrue.

La Mammographie

Qu'est-ce que la Mammographie ?

La mammographie est une radiographie des seins qui permet de détecter des anomalies, telles que des masses ou des microcalcifications, pouvant indiquer un cancer du sein avant même qu'elles ne soient palpables.

Pourquoi est-elle Importante ?

Le cancer du sein est le cancer le plus fréquent chez les femmes. La mammographie est l'outil de dépistage le plus efficace pour détecter le cancer du sein à un stade précoce, améliorant ainsi considérablement les chances de guérison.

Fréquence Recommandée

- **Âge de Début** : Le dépistage organisé commence généralement à 50 ans.
- **Fréquence** : Une mammographie tous les deux ans.
- **Cas Particuliers** : Pour les femmes à risque élevé (antécédents familiaux, mutations génétiques), le dépistage peut commencer plus tôt et être plus fréquent.

Comment se Déroule l'Examen ?

- **Préparation** : Il est recommandé de ne pas utiliser de déodorant ou de lotion sur les aisselles ou les seins le jour de l'examen.
- **Procédure** : Chaque sein est compressé entre deux plaques pour obtenir des images claires.
- **Durée** : L'examen prend environ 20 minutes.
- **Inconfort** : La compression peut être inconfortable, mais elle est nécessaire pour la qualité de l'image.

Interprétation des Résultats

- **Normaux** : Aucune anomalie détectée, le prochain examen est programmé selon le calendrier recommandé.
- **Anormaux** : Présence d'une image suspecte nécessitant des examens complémentaires comme une échographie ou une biopsie.

Promotion du Dépistage

Sensibilisation du Public

- **Campagnes d'Information** : Diffusion d'informations sur l'importance du dépistage, les modalités et les lieux où réaliser les examens.
- **Éducation** : Ateliers, conférences et supports éducatifs pour informer sur les risques, les symptômes et les bénéfices du dépistage.

Accessibilité des Examens

- **Gratuité** : Dans le cadre des programmes de dépistage organisé, les frottis et les mammographies peuvent être pris en charge à 100 %.

- **Proximité** : Développement de centres de dépistage mobiles ou de proximité pour faciliter l'accès aux examens.
- **Horaires Adaptés** : Proposer des créneaux horaires flexibles pour s'adapter aux contraintes des femmes actives.

Implication des Professionnels de Santé

- **Formation** : Sensibilisation des médecins généralistes, gynécologues et sages-femmes pour encourager le dépistage auprès de leurs patientes.
- **Rappel des Échéances** : Mise en place de systèmes de rappel pour informer les patientes de la nécessité de réaliser ou renouveler les examens.
- **Approche Personnalisée** : Adapter les recommandations en fonction des facteurs de risque individuels.

Lutte Contre les Freins au Dépistage

- **Gestion de l'Anxiété** : Proposer un accompagnement pour les femmes anxieuses à l'idée de réaliser les examens.
- **Information sur les Examens** : Expliquer en détail le déroulement des examens pour réduire les peurs liées à l'inconnu.
- **Déconstruction des Idées Reçues** : Combattre les mythes et les fausses informations concernant le dépistage et les cancers.

Bénéfices du Dépistage pour la Société

Réduction de la Charge Sanitaire

Un dépistage efficace réduit l'incidence des cancers avancés, diminuant ainsi les coûts associés aux traitements lourds et aux hospitalisations prolongées.

Amélioration de la Qualité de Vie

En prévenant les cancers ou en les détectant tôt, les femmes peuvent maintenir une meilleure qualité de vie, poursuivre leurs activités professionnelles et personnelles, et contribuer activement à la société.

Renforcement de la Santé Publique

Le dépistage s'inscrit dans une démarche de santé publique visant à améliorer l'espérance de vie et le bien-être général de la population féminine.

Chapitre 6

Les Urgences en Maternité-Gynécologie

Reconnaissance des situations d'urgence

- **Signes d'alerte** : hémorragies, éclampsie, détresse fœtale.

La grossesse est une période de changements profonds et de bouleversements physiologiques chez la femme. Si la majorité des grossesses se déroulent sans complication majeure, il est essentiel de connaître les signes d'alerte qui peuvent indiquer un risque pour la mère ou le fœtus. Parmi ces signes, les hémorragies, l'éclampsie et la détresse fœtale occupent une place prépondérante en raison de leur gravité potentielle. La reconnaissance précoce de ces manifestations est cruciale pour une prise en charge rapide et appropriée, permettant de prévenir des conséquences dramatiques. Cet article a pour objectif de détailler ces trois conditions, en expliquant leurs manifestations, leurs causes et l'importance d'une intervention médicale immédiate.

Hémorragies au Cours de la Grossesse

Introduction aux Hémorragies Gravidiques

Les hémorragies pendant la grossesse sont des pertes de sang survenant avant, pendant ou après l'accouchement. Elles constituent une urgence obstétricale pouvant mettre en jeu le pronostic vital de la mère et du fœtus. Les hémorragies peuvent survenir à différents stades de la grossesse et avoir des causes variées.

Hémorragies du Premier Trimestre

Causes Principales

- **Grossesse Extra-Utérine** : Implantation de l'embryon en dehors de la cavité utérine, le plus souvent dans la trompe de Fallope.

- **Fausses Couches** : Interruption spontanée de la grossesse avant 20 semaines d'aménorrhée.
- **Môle Hydatiforme** : Anomalie placentaire avec prolifération anormale des tissus trophoblastiques.

Signes Cliniques

- **Douleurs Abdominales** : Crampes ou douleurs pelviennes.
- **Saignements Vaginales** : Pertes de sang plus ou moins abondantes, de couleur variable.
- **Signes de Choc Hypovolémique** : En cas de saignement important, pâleur, tachycardie, hypotension.

Importance d'une Prise en Charge Rapide

Une hémorragie du premier trimestre nécessite une consultation médicale urgente pour déterminer la cause et initier le traitement approprié. Une grossesse extra-utérine rompue peut provoquer une hémorragie interne massive, mettant en danger la vie de la mère.

Hémorragies du Deuxième et Troisième Trimestres

Causes Principales

- **Placenta Prævia** : Implantation du placenta sur le segment inférieur de l'utérus, recouvrant partiellement ou totalement le col utérin.
- **Décollement Prématuré du Placenta Normo-Inséré (DPPNI)** : Séparation partielle ou totale du placenta normalement inséré avant la naissance du fœtus.
- **Rupture Utérine** : Déchirure de la paroi utérine, souvent sur une cicatrice de césarienne antérieure.

Signes Cliniques

- **Saignements Vaginales** : Rouge vif dans le cas du placenta prævia, souvent indolores. Sombres et associés à des douleurs dans le DPPNI.
- **Douleurs Abdominales Intenses** : Dans le DPPNI, douleurs soudaines et violentes.
- **Contractions Utérines Anormales** : Hypertonie utérine, contractions soutenues.

Conséquences pour la Mère et le Fœtus

Les hémorragies du deuxième et troisième trimestres peuvent entraîner une anémie maternelle sévère, un choc hémorragique, voire le décès maternel en l'absence de traitement rapide. Pour le fœtus, le risque principal est la souffrance fœtale aiguë due à une diminution des échanges placentaires, pouvant conduire au décès in utero.

Prise en Charge des Hémorragies Gravidiques

La prise en charge nécessite une hospitalisation en urgence, des examens cliniques et paracliniques (échographie, monitoring fœtal), une surveillance hémodynamique et la préparation à une éventuelle césarienne en cas de détérioration de l'état maternel ou fœtal.

Éclampsie

Définition et Contexte

L'éclampsie est une complication grave de la prééclampsie, caractérisée par l'apparition de convulsions chez une femme enceinte atteinte d'hypertension artérielle gravidique associée à une protéinurie. Elle survient généralement au troisième trimestre, pendant le travail ou en post-partum immédiat.

Prééclampsie : Stade Précédent

Signes Cliniques de Prééclampsie

- **Hypertension Artérielle** : Tension artérielle supérieure à 140/90 mmHg.
- **Protéinurie** : Présence de protéines dans les urines, révélée par une bandelette urinaire ou une analyse en laboratoire.
- **Œdèmes** : Gonflement des mains, des pieds et du visage.

Facteurs de Risque

- **Antécédents Obstétricaux** : Prééclampsie lors d'une grossesse précédente.
- **Grossesses Multiples** : Grossesses gémellaires ou multiples.
- **Âge Maternel** : Moins de 18 ans ou plus de 35 ans.
- **Obésité, Diabète, Maladies Rénales** : Conditions médicales préexistantes.

Évolution vers l'Éclampsie

Signes Précurseurs

- **Céphalées Intenses** : Maux de tête persistants.
- **Troubles Visuels** : Vision floue, sensibilité à la lumière.
- **Douleurs Épigastriques** : Douleurs sous les côtes du côté droit.
- **Hyperréflexie Ostéotendineuse** : Réflexes vifs lors de l'examen clinique.

Manifestations de l'Éclampsie

- **Convulsions Tonico-Cloniques** : Crises généralisées similaires à celles de l'épilepsie.

- **Perte de Connaissance** : La patiente peut perdre conscience pendant et après la crise.
- **Risque de Coma et de Décès** : Sans intervention médicale immédiate, l'éclampsie peut être fatale.

Conséquences pour la Mère et le Fœtus

- **Pour la Mère** : Risque d'hémorragie cérébrale, insuffisance rénale, défaillance multiviscérale.
- **Pour le Fœtus** : Ralentissement de la croissance intra-utérine, prématurité, mort fœtale in utero.

Prise en Charge de l'Éclampsie

La prise en charge est une urgence médicale absolue :

- **Stabilisation de la Patiente** : Administration de sulfate de magnésium pour prévenir les convulsions, contrôle de la tension artérielle.
- **Surveillance Intensive** : Monitoring continu des signes vitaux et de la fonction rénale.
- **Décision Obstétricale** : L'accouchement est souvent nécessaire pour sauver la mère et l'enfant, parfois par césarienne en urgence.

Détresse Fœtale

Définition

La détresse fœtale est une situation où le fœtus ne reçoit pas suffisamment d'oxygène pendant la grossesse ou l'accouchement, ce qui peut entraîner des dommages cérébraux ou la mort s'il n'est pas rapidement pris en charge.

Causes de la Détresse Fœtale

- **Insuffisance Placentaire** : Le placenta ne fournit pas assez d'oxygène et de nutriments.
- **Compression du Cordon Ombilical** : Enroulement autour du cou du fœtus, compression lors des contractions.
- **Anomalies du Liquide Amniotique** : Oligohydramnios (faible quantité) ou hydramnios (quantité excessive).
- **Travail Prolongé ou Difficile** : Contractions trop fréquentes ou trop intenses.
- **Infections ou Maladies Maternelles** : Fièvre, anémie sévère, hypotension.

Signes de Détresse Fœtale

Avant l'Accouchement

- **Diminution des Mouvements Fœtaux** : Moins de dix mouvements par jour après 28 semaines de grossesse.
- **Anomalies au Doppler** : Flux sanguin anormal dans le cordon ombilical ou les artères utérines.

Pendant le Travail

- **Anomalies du Rythme Cardiaque Fœtal (RCF)** :
  - **Bradycardie** : Fréquence cardiaque inférieure à 110 battements par minute.
  - **Tachycardie** : Fréquence cardiaque supérieure à 160 battements par minute.
  - **Décélérations Tardives ou Variables** : Diminution du RCF en relation avec les contractions utérines.

- **Méconium dans le Liquide Amniotique** : Présence de selles fœtales, indiquant un stress.

Surveillance et Détection

- **Monitoring Fœtal Continu** : Enregistrement du RCF et des contractions utérines.
- **Échographies** : Évaluation du bien-être fœtal, du volume du liquide amniotique.
- **Biopsie de Sang Fœtal** : Mesure du pH sanguin pour évaluer l'oxygénation.

Prise en Charge de la Détresse Fœtale

- **Correction des Facteurs Modifiables** : Changement de position maternelle, administration d'oxygène, arrêt des ocytociques si nécessaire.
- **Accouchement en Urgence** : Si la détresse persiste, décision d'un accouchement rapide par voie basse ou césarienne.
- **Soins Néonataux Immédiats** : Équipe de réanimation néonatale prête à intervenir à la naissance.

- **Protocoles d'urgence** : étapes à suivre en cas de complications.

La survenue de complications en maternité-gynécologie peut mettre en danger la vie de la mère et de l'enfant. Une réponse rapide et coordonnée est essentielle pour assurer la sécurité des patientes. Les protocoles d'urgence sont des guides structurés qui décrivent les étapes à suivre face à différentes situations critiques. Ils permettent au personnel soignant de réagir efficacement, en réduisant le stress et en optimisant les chances de résolution favorable. Cet article vise à détailler les principales étapes à suivre en cas de complications, en mettant l'accent sur l'importance de la préparation, de la communication et de la collaboration interprofessionnelle.

Importance des Protocoles d'Urgence en Maternité-Gynécologie

Les urgences obstétricales et gynécologiques peuvent survenir de manière imprévisible et évoluer rapidement vers des situations potentiellement mortelles. Les protocoles d'urgence ont pour but de :

- **Standardiser les Pratiques** : Assurer une prise en charge homogène et conforme aux recommandations.
- **Faciliter la Coordination** : Clarifier les rôles et les responsabilités de chaque membre de l'équipe.
- **Améliorer la Réactivité** : Réduire le temps de réaction en fournissant des étapes claires.
- **Assurer la Sécurité** : Minimiser les risques d'erreurs et d'omissions.

Étapes Générales à Suivre en Cas de Complications

1. Reconnaissance Précoce des Signes d'Alerte

Observation Attentive : Le personnel soignant doit être vigilant aux signes cliniques inhabituels ou inquiétants, tels que :

- **Altération de l'État Général** : Pâleur, sueurs, agitation.
- **Modifications des Signes Vitaux** : Tachycardie, hypotension, tachypnée.
- **Symptômes Spécifiques** : Saignements, douleurs intenses, convulsions.

Utilisation de Scales d'Évaluation : Outils comme le score d'Apgar pour le nouveau-né ou le score de MEOWS (Modified Early Obstetric Warning Score) pour la mère.

2. Alerte Immédiate de l'Équipe

Communication Claire et Précise :

- **Appel d'Urgence** : Utiliser le système d'alerte interne pour mobiliser rapidement l'équipe.
- **Transmission des Informations Clés** : Âge de la patiente, antécédents, situation actuelle.

Coordination :

- **Assignation des Rôles** : Chaque membre connaît sa fonction (leader, assistants, enregistreur).
- **Mise en Place d'une Hiérarchie** : Un responsable coordonne les actions.

3. Évaluation Rapide de la Patiente

Examen Primaire (ABCDE) :

- **A – Airway (Voies Aériennes)** : Vérifier la perméabilité des voies respiratoires.
- **B – Breathing (Respiration)** : Observer la fréquence et la qualité de la respiration.
- **C – Circulation** : Prendre le pouls, mesurer la tension artérielle, évaluer la perfusion.
- **D – Disability (Neurologie)** : Vérifier la conscience, les pupilles.
- **E – Exposure (Exposition)** : Rechercher des signes externes, tout en préservant la dignité.

Surveillance Fœtale :

- **Monitoring Cardiotocographique** : Évaluer le rythme cardiaque fœtal et les contractions utérines.
- **Échographie** : Si nécessaire, pour évaluer l'état du fœtus.

4. Mise en Œuvre des Premières Mesures Thérapeutiques

Stabilisation de la Patiente :

- **Oxygénothérapie** : Administration d'oxygène si hypoxie.
- **Voies Veineuses** : Mise en place de deux perfusions de gros calibre pour administration de fluides ou de médicaments.
- **Positionnement** : Mettre la patiente en décubitus latéral gauche pour améliorer le retour veineux.

Traitements Spécifiques :

- **Médicaments Urgents** : Administration de médicaments antihypertenseurs, anticonvulsivants, tocolytiques ou utérotoniques selon la situation.
- **Prélèvements** : Réalisation d'analyses sanguines urgentes (groupe sanguin, hémoglobine, coagulation).

5. Appel aux Spécialistes

Mobilisation des Ressources :

- **Obstétriciens et Gynécologues** : Intervention pour les décisions médicales critiques.
- **Anesthésistes-Réanimateurs** : Si besoin de prise en charge en réanimation ou d'une anesthésie.
- **Pédiatres ou Néonatologistes** : Préparation à l'accueil du nouveau-né en cas d'accouchement imminent.

6. Information de la Patiente et de sa Famille

Communication Empathique :

- **Explication de la Situation** : Informer la patiente des actions en cours, avec des mots simples.

- **Soutien Émotionnel** : Rassurer, répondre aux questions, faire preuve de compassion.
- **Consentement** : Obtenir le consentement éclairé pour les interventions nécessaires, si l'état de la patiente le permet.

7. Préparation au Transfert ou à l'Intervention

Organisation Logistique :

- **Salle d'Opération** : Préparation pour une césarienne en urgence si nécessaire.
- **Transfert Interne** : Vers une unité de soins intensifs ou un service spécialisé.
- **Transfert Externe** : Si l'établissement n'est pas équipé pour gérer la complication, organiser le transfert vers un centre adapté.

8. Documentation et Traçabilité

Enregistrement des Données :

- **Dossier Médical** : Noter toutes les actions réalisées, les horaires, les médicaments administrés.
- **Feuille de Surveillance** : Mise à jour régulière des signes vitaux, des observations cliniques.

Analyse Post-Événement :

- **Débriefing** : Réunion de l'équipe pour analyser l'intervention, identifier les points forts et les axes d'amélioration.
- **Rapport d'Incident** : Si nécessaire, pour les procédures de qualité et de sécurité.

Protocoles Spécifiques en Fonction des Complications

Hémorragie de la Délivrance

Étapes Clés :

1. **Massage Utérin** : Stimuler les contractions pour réduire le saignement.
2. **Administration d'Utérotoniques** : Oxytocine en première intention.
3. **Évaluation des Pertes Sanguines** : Quantifier le volume perdu.
4. **Recherche de la Cause** : Rétention placentaire, lésions génitales, atonie utérine.
5. **Intervention Chirurgicale** : Si les mesures conservatrices échouent.

Éclampsie

Étapes Clés :

1. **Prévention des Convulsions** : Administration de sulfate de magnésium.
2. **Contrôle de la Tension Artérielle** : Antihypertenseurs appropriés.
3. **Surveillance Neurologique** : Évaluation régulière de la conscience et des réflexes.
4. **Accouchement** : Décision d'une extraction fœtale si l'état maternel le nécessite.

Détresse Fœtale Aiguë

Étapes Clés :

1. **Modification de la Position Maternelle** : Décubitus latéral gauche pour améliorer les échanges fœto-maternels.
2. **Arrêt des Ocytociques** : Si hyperstimulation utérine.
3. **Administration d'Oxygène** : À la mère pour améliorer l'oxygénation fœtale.
4. **Hydratation** : Perfusion de sérum physiologique.
5. **Décision d'Accouchement en Urgence** : Si les mesures ne suffisent pas.

Rôle de l'Équipe Soignante

Collaboration Interprofessionnelle

- **Travail en Équipe** : Chaque membre apporte ses compétences pour une prise en charge globale.
- **Communication Efficace** : Informations claires, utilisation de techniques comme le SBAR (Situation, Background, Assessment, Recommendation).

Formation et Simulation

- **Entraînements Réguliers** : Simulations d'urgences pour maintenir les compétences.
- **Mise à Jour des Connaissances** : Participation à des formations continues sur les protocoles d'urgence.

Gestion du Stress

- **Maîtrise de Soi** : Garder son calme pour agir efficacement.

- **Soutien Mutuel** : S'entraider pour réduire la charge émotionnelle.

Prévention et Anticipation

Identification des Facteurs de Risque

- **Antécédents Médicaux** : Pathologies préexistantes, complications lors de grossesses antérieures.
- **Surveillance Accrue** : Pour les patientes à risque, planification d'une prise en charge adaptée.

Préparation du Matériel

- **Disponibilité** : Vérifier régulièrement que le matériel d'urgence est opérationnel.
- **Accessibilité** : Matériel rangé de manière logique et accessible rapidement.

Rôle de l'aide-soignant lors des urgences obstétricales

- **Préparation du matériel d'urgence** : trousse d'urgence, équipements spécifiques.

La préparation du matériel d'urgence est une composante essentielle de la prise en charge efficace des situations critiques en maternité-gynécologie. Face à des complications soudaines pouvant mettre en danger la vie de la mère et de l'enfant, disposer d'une trousse d'urgence bien équipée et d'équipements spécifiques est crucial pour permettre une intervention rapide et adaptée. La mise en place de protocoles précis pour la préparation et la maintenance de ce matériel assure non seulement la sécurité des patientes, mais renforce également la confiance et la réactivité de l'équipe soignante. Cet article explore en détail les éléments clés de la préparation du matériel d'urgence, en mettant l'accent sur la trousse d'urgence et les équipements spécifiques nécessaires en maternité-gynécologie.

Importance de la Préparation du Matériel d'Urgence

Réactivité Face aux Situations Critiques

Les urgences obstétricales, telles que les hémorragies postpartum, l'éclampsie ou la détresse fœtale, peuvent survenir de manière imprévisible et nécessitent une intervention immédiate. Une préparation adéquate du matériel permet de gagner un temps précieux, évitant des retards potentiellement fatals.

Sécurité des Soins

La disponibilité et la conformité du matériel d'urgence garantissent que les interventions sont réalisées dans des conditions optimales, réduisant les risques pour la patiente et le personnel soignant. Un matériel en bon état de fonctionnement est essentiel pour assurer la qualité et la sécurité des soins.

Coordination de l'Équipe Soignante

Une trousse d'urgence bien organisée facilite la collaboration entre les membres de l'équipe, chacun sachant où trouver le matériel nécessaire. Cela favorise une prise en charge efficace et coordonnée, essentielle en situation d'urgence.

La Trousse d'Urgence : Composition et Organisation

Contenu Essentiel de la Trousse d'Urgence

La trousse d'urgence doit contenir l'ensemble des médicaments et du matériel indispensables pour faire face aux urgences obstétricales et gynécologiques. Voici les éléments clés :

Médicaments d'Urgence

- **Utérotoniques** : Oxytocine, misoprostol, ergométrine pour la gestion des hémorragies postpartum.
- **Antihypertenseurs** : Labetalol, hydralazine pour le contrôle de l'hypertension sévère.
- **Anticonvulsivants** : Sulfate de magnésium pour la prévention et le traitement des convulsions dans l'éclampsie.
- **Anesthésiques Locaux** : Lidocaïne pour les interventions nécessitant une anesthésie locale.
- **Antibiotiques à Large Spectre** : Pour prévenir ou traiter les infections en cas de rupture prolongée des membranes ou de fièvre maternelle.

Matériel Médical

- **Matériel d'Intubation** : Laryngoscope, tubes endotrachéaux de différentes tailles, canules oropharyngées.
- **Matériel d'Assistance Respiratoire** : Ballon autoremplisseur (Ambu), masques faciaux.
- **Matériel d'Accès Vasculaire** : Cathéters intraveineux de gros calibre, perfuseurs, garrots.
- **Équipements pour la Prise en Charge des Hémorragies** : Compresses stériles, champs opératoires, matériel de suture, sondes de Bakri pour tamponnement utérin.

- **Matériel de Surveillance** : Tensiomètres, saturomètres, thermomètres, glucomètres.
- **Matériel de Réanimation Néonatale** : Aspirateur, masques néonataux, tubes endotrachéaux pédiatriques, médicaments spécifiques.

Documentation

- **Protocoles d'Urgence** : Fiches récapitulatives des procédures à suivre pour chaque type d'urgence.
- **Fiches de Traçabilité** : Pour le suivi de l'utilisation du matériel et des médicaments, assurant le réapprovisionnement et le contrôle des dates de péremption.

Organisation de la Trousse d'Urgence

Accessibilité et Visibilité

- **Emplacement Stratégiquement Choisi** : La trousse doit être placée dans un endroit central, facilement accessible à tout moment.
- **Signalisation Claire** : Étiquetage visible, codes couleur pour différencier les types de matériel ou de médicaments.
- **Compartimentation** : Organisation interne par catégories pour un repérage rapide.

Maintenance Régulière

- **Contrôles Périodiques** : Vérification des dates de péremption, de l'intégrité du matériel, du fonctionnement des équipements électriques ou électroniques.
- **Réapprovisionnement Immédiat** : Après chaque utilisation, la trousse doit être recomplétée sans délai.
- **Responsabilisation** : Désignation d'un ou plusieurs membres de l'équipe pour la gestion de la trousse, assurant une maintenance continue.

Équipements Spécifiques en Maternité-Gynécologie

Matériel pour la Gestion des Hémorragies

- **Sondes de Tamponnement Utérin** : Sondes de Bakri ou ballons intra-utérins pour contrôler les hémorragies postpartum.
- **Tenailles d'Hémostase** : Pour la compression des vaisseaux sanguins.
- **Systèmes de Transfusion Rapide** : Pour l'administration urgente de produits sanguins.

Équipements pour l'Assistance Respiratoire

- **Ventilateurs Mécaniques Portables** : En cas de nécessité d'une ventilation assistée.
- **Masques Laryngés** : Alternative à l'intubation trachéale en cas de difficulté.

Matériel pour la Surveillance Fœtale

- **Moniteurs Fœtaux Portables** : Pour une surveillance continue du rythme cardiaque fœtal en situation d'urgence.
- **Échographes Portatifs** : Pour une évaluation rapide de l'état fœtal ou placentaire.

Équipements pour les Soins Néonataux

- **Tables de Réanimation Néonatale** : Avec source de chaleur, aspiration, oxygène et matériel de réanimation adapté.
- **Capteurs de Saturation Néonataux** : Pour une surveillance précise de l'oxygénation du nouveau-né.

Matériel pour les Interventions Chirurgicales d'Urgence

- **Instruments Chirurgicaux Stériles** : Kits prêts à l'emploi pour césarienne en urgence, épisiotomie ou sutures.
- **Sutures et Agrafes** : De différentes tailles et matériaux pour répondre aux besoins immédiats.

Équipements de Protection Individuelle (EPI)

- **Blouses, Gants, Masques, Lunettes de Protection** : Pour assurer la sécurité du personnel soignant lors des interventions.

Rôle de l'Équipe Soignante dans la Préparation du Matériel d'Urgence

Formation et Compétences

- **Connaissance du Matériel** : Chaque membre de l'équipe doit être formé à l'utilisation des équipements d'urgence.
- **Mises à Jour Régulières** : Participation à des formations continues pour se tenir informé des nouvelles recommandations et technologies.
- **Simulations d'Urgence** : Exercices pratiques pour améliorer la réactivité et la coordination en situation réelle.

Responsabilités Partagées

- **Gestion Collaborative** : Implication de l'ensemble du personnel dans la maintenance du matériel, favorisant la vigilance collective.

- **Communication Efficace** : Partage des informations concernant les éventuelles anomalies ou besoins en réapprovisionnement.

Respect des Protocoles

- **Adhésion aux Procédures Établies** : Suivi strict des protocoles pour la préparation, l'utilisation et l'entretien du matériel d'urgence.
- **Traçabilité** : Enregistrement systématique des contrôles effectués, des formations suivies et des interventions réalisées.

Préparation Psychologique et Organisationnelle

Anticipation des Situations d'Urgence

- **Planification** : Élaboration de plans d'action pour différents scénarios d'urgence.
- **Répartition des Rôles** : Attribution claire des responsabilités en cas d'urgence, pour éviter les confusions.

Gestion du Stress

- **Développement de Compétences en Gestion du Stress** : Techniques de respiration, de concentration pour maintenir le calme et la lucidité.
- **Soutien Mutuel** : Culture d'entraide au sein de l'équipe pour surmonter les situations difficiles.

- **Soutien à la patiente et à la famille** : gestion du stress et de l'anxiété.

La période de la maternité est une étape cruciale dans la vie d'une femme et de sa famille. Elle est souvent accompagnée de joies intenses, mais aussi de stress et d'anxiété liés aux nombreux changements physiques, émotionnels et sociaux qui surviennent. La gestion efficace de ces émotions est essentielle pour le bien-être de la patiente, la santé du fœtus et l'équilibre familial. Les professionnels de santé jouent un rôle déterminant dans l'accompagnement des patientes et de leurs proches, en offrant un soutien adapté et en mettant en place des stratégies pour réduire le stress et l'anxiété.

Les Sources de Stress et d'Anxiété pendant la Grossesse et l'Accouchement

Changements Physiques et Hormoniaux

La grossesse entraîne des modifications corporelles importantes. Les fluctuations hormonales peuvent affecter l'humeur, provoquer des sautes d'humeur, de la fatigue et une sensibilité accrue au stress.

Peurs et Inquiétudes

- **Santé du Bébé** : Crainte des malformations congénitales, des complications prénatales ou périnatales.
- **Accouchement** : Peur de la douleur, de l'inconnu, des interventions médicales.
- **Rôle de Parent** : Doutes sur la capacité à assumer les responsabilités parentales, inquiétudes financières.

Antécédents Médicaux et Obstétricaux

- **Grossesses Antérieures** : Expériences passées difficiles, fausses couches, décès périnatal.
- **Conditions Médicales** : Maladies chroniques, traitements médicaux en cours.

Contexte Familial et Social

- **Soutien Social** : Isolement, manque de soutien de la part du partenaire ou de la famille.
- **Stress Professionnel** : Pressions liées au travail, difficultés à concilier grossesse et activité professionnelle.
- **Situation Économique** : Inquiétudes financières, précarité.

Rôle des Professionnels de Santé dans la Gestion du Stress et de l'Anxiété

Fournir une Information Claire et Accessible

- **Éducation Périnatale** : Informer sur le déroulement de la grossesse, de l'accouchement et des soins au nouveau-né.
- **Réponses aux Questions** : Encourager les patientes à exprimer leurs préoccupations, fournir des réponses précises.
- **Démystification des Mythes** : Corriger les idées reçues qui peuvent alimenter l'anxiété.

Écoute Active et Empathique

- **Accueil Bienveillant** : Créer un climat de confiance, montrer de l'empathie.
- **Reconnaissance des Émotions** : Valider les sentiments de la patiente, éviter les jugements.
- **Communication Ouverte** : Favoriser le dialogue, être disponible pour discuter des craintes et des doutes.

Implication de la Famille

- **Soutien du Partenaire** : Encourager la participation du conjoint ou du partenaire aux consultations, aux cours de préparation à la naissance.
- **Intégration de la Famille** : Inclure les proches dans le processus de soutien, lorsque la patiente le souhaite.
- **Réseau Social** : Orienter vers des groupes de soutien ou des associations de parents.

Création d'un Environnement Serein

- **Ambiance Apaisante** : Veiller à ce que l'environnement de soins soit calme, confortable et respectueux de l'intimité.
- **Respect des Préférences** : Prendre en compte les souhaits de la patiente concernant son accouchement, dans la mesure du possible.
- **Personnalisation des Soins** : Adapter les interventions aux besoins spécifiques de chaque patiente.

Techniques de Gestion du Stress et de l'Anxiété

Relaxation et Respiration

- **Techniques de Relaxation** : Enseigner des exercices de relaxation musculaire progressive.
- **Respiration Contrôlée** : Apprendre des techniques de respiration profonde pour réduire la tension.
- **Visualisation** : Utiliser l'imagerie mentale pour créer des sensations de calme et de sécurité.

Mindfulness et Méditation

- **Pleine Conscience** : Encourager la pratique de la mindfulness pour vivre le moment présent sans jugement.
- **Méditation Guidée** : Proposer des séances de méditation adaptées aux femmes enceintes.

Activité Physique Adaptée

- **Exercices Doux** : Yoga prénatal, natation, marche, favorisant la détente et le bien-être.
- **Libération des Endorphines** : L'activité physique stimule la production d'hormones du bien-être.

Thérapies Cognitivo-Comportementales (TCC)

- **Gestion des Pensées Négatives** : Identifier et restructurer les pensées anxiogènes.
- **Stratégies d'Adaptation** : Développer des mécanismes pour faire face au stress de manière constructive.

Accompagnement Psychologique

- **Consultation avec un Psychologue** : Orientation vers un professionnel en cas d'anxiété sévère ou persistante.
- **Groupes de Parole** : Partage d'expériences avec d'autres futures mères pour réduire le sentiment d'isolement.

Soutien Postnatal

Prévention de la Dépression Postpartum

- **Surveillance des Signes** : Repérer les symptômes de dépression, tels que la tristesse persistante, le désintérêt, la fatigue excessive.

- **Intervention Précoce** : Proposer une prise en charge adaptée dès l'apparition des premiers signes.

Soutien à l'Allaitement

- **Conseils Pratiques** : Aider à résoudre les difficultés liées à l'allaitement, qui peuvent être source de stress.
- **Encouragement** : Valoriser les efforts de la mère, renforcer sa confiance en ses capacités.

Aide à l'Adaptation

- **Organisation Familiale** : Conseiller sur la gestion du temps, l'équilibre entre les soins au bébé et le repos maternel.
- **Soutien Domestique** : Encourager l'implication du partenaire et de la famille dans les tâches quotidiennes.

Sensibilité Culturelle et Personnalisation du Soutien

Respect des Croyances et des Pratiques Culturelles

- **Adaptation des Soins** : Tenir compte des traditions et des pratiques culturelles de la patiente.
- **Communication Appropriée** : Utiliser des interprètes si nécessaire, éviter les malentendus.

Individualisation du Soutien

- **Besoins Spécifiques** : Chaque patiente est unique ; adapter le soutien en fonction de ses besoins personnels.
- **Autonomie et Choix** : Respecter les décisions de la patiente concernant sa santé et celle de son bébé.

Implication du Partenaire et de la Famille

Éducation et Information

- **Partage des Connaissances** : Impliquer le partenaire dans les séances d'information pour renforcer le soutien mutuel.
- **Rôle Actif** : Encourager le partenaire à participer activement aux soins prénatals et postnatals.

Soutien Émotionnel

- **Compréhension des Émotions** : Aider le partenaire à comprendre les changements émotionnels de la patiente.
- **Gestion du Stress Familial** : Fournir des ressources pour gérer le stress au sein de la famille.

Importance de la Communication

Établissement d'une Relation de Confiance

- **Transparence** : Fournir des informations claires et honnêtes sur les procédures médicales.
- **Disponibilité** : Être accessible pour répondre aux questions et préoccupations.

Feedback et Ajustement des Soins

- **Évaluation Continue** : Solliciter le retour de la patiente sur les soins reçus.
- **Adaptation** : Modifier l'approche en fonction des besoins exprimés.

Chapitre 7

Prévention des Infections et Hygiène Hospitalière

Protocoles de prévention des infections

- **Hygiène des mains** : techniques de lavage et désinfection. L'hygiène des mains est l'un des piliers fondamentaux de la prévention des infections dans les établissements de santé. Elle constitue un geste simple, efficace et indispensable pour réduire la transmission des micro-organismes pathogènes, protégeant ainsi les patients, les soignants et l'ensemble de la communauté. Dans le domaine de la maternité et de la gynécologie, où les patientes sont souvent vulnérables et où le risque infectieux peut avoir des conséquences graves, une hygiène des mains rigoureuse est particulièrement cruciale. Cet article explore en profondeur les techniques de lavage et de désinfection des mains, en soulignant leur importance, les méthodes appropriées et les recommandations pour une pratique optimale.

Importance de l'Hygiène des Mains en Milieu de Soins

Transmission des Micro-Organismes

Les mains sont le principal vecteur de transmission des germes dans les établissements de santé. Elles peuvent être contaminées par contact direct avec les patients, les surfaces ou le matériel médical, puis transmettre ces micro-organismes à d'autres patients ou collègues. Les infections associées aux soins (IAS) sont une préoccupation majeure, entraînant une morbidité et une mortalité accrues, ainsi que des coûts supplémentaires pour le système de santé.

Protection des Patients et des Soignants

En maternité-gynécologie, les patientes peuvent être immunodéprimées, enceintes ou en période post-partum, ce qui les rend plus sensibles aux infections. De plus, les nouveau-nés ont un système immunitaire immature, les exposant davantage aux risques infectieux. Une hygiène des mains efficace protège non seulement les patientes et les nouveau-nés, mais également le personnel soignant, en réduisant le risque d'auto-contamination et de propagation des germes.

Indications pour l'Hygiène des Mains

Les Cinq Moments Clés selon l'OMS

L'Organisation Mondiale de la Santé (OMS) a identifié cinq moments cruciaux où l'hygiène des mains est essentielle :

1. **Avant de toucher un patient** : Pour éviter la transmission de germes présents sur les mains vers le patient.
2. **Avant un geste aseptique** : Pour prévenir l'introduction de micro-organismes dans des sites corporels à haut risque.
3. **Après un risque d'exposition à un liquide biologique** : Pour protéger le soignant et l'environnement des germes potentiellement pathogènes.
4. **Après avoir touché un patient** : Pour éliminer les germes acquis lors du contact.
5. **Après avoir touché l'environnement du patient** : Les surfaces et objets autour du patient peuvent être contaminés.

Situations Spécifiques

- **Après avoir retiré des gants** : Les gants ne remplacent pas l'hygiène des mains et peuvent présenter des micro-perforations.
- **En cas de souillure visible des mains** : Nécessite un lavage à l'eau et au savon.
- **Après avoir utilisé les toilettes** ou **s'être mouché**.

Techniques de Lavage des Mains

Lavage Simple des Mains

Le lavage simple vise à éliminer les salissures et réduire la flore transitoire de la peau. Il est effectué avec de l'eau et du savon non antiseptique.

Étapes du Lavage Simple

1. **Mouiller les Mains** : Passer les mains sous l'eau courante tiède pour éviter le dessèchement de la peau.
2. **Appliquer le Savon** : Prendre une dose de savon liquide dans le creux de la main.
3. **Frictionner les Mains** : Pendant au moins 30 secondes, en veillant à couvrir toutes les surfaces :
   - Paume contre paume.
   - Paume sur dos de la main avec les doigts entrelacés.
   - Paume contre paume avec les doigts entrelacés.
   - Dos des doigts contre paume opposée en les tenant dans la paume.
   - Friction des pouces en rotation dans la paume opposée.
   - Friction des ongles dans la paume opposée.
4. **Rincer Abondamment** : Sous l'eau courante pour éliminer le savon et les micro-organismes détachés.
5. **Sécher les Mains** : Avec une serviette en papier à usage unique, en tamponnant sans frotter.
6. **Fermer le Robinet** : Avec la serviette utilisée pour le séchage, si le robinet n'est pas à commande non manuelle.

Lavage Hygiénique des Mains

Il s'agit d'un lavage avec un savon antiseptique pour réduire davantage la flore transitoire et une partie de la flore résidente.

Indications

- Avant un geste invasif non chirurgical.
- En cas d'épidémie ou de patients porteurs de germes multirésistants.

Étapes du Lavage Hygiénique

Les mêmes que pour le lavage simple, en utilisant un savon antiseptique (chlorhexidine, povidone iodée) et en prolongeant la friction pendant 60 secondes.

Désinfection par Friction Hydro-Alcoolique (FHA)

La friction hydro-alcoolique est recommandée pour l'hygiène des mains en l'absence de souillures visibles. Elle est plus efficace que le lavage simple pour éliminer les micro-organismes et prend moins de temps.

Avantages de la FHA

- **Efficacité Supérieure** : Élimine rapidement les bactéries, virus et champignons.
- **Rapidité** : Temps de friction de 20 à 30 secondes.
- **Tolérance Cutanée** : Contient des agents hydratants pour préserver la peau.
- **Praticité** : Pas besoin d'eau ni de serviette.

Étapes de la FHA

1. **Prendre la Dose Appropriée** : Verser 3 ml (environ une paume de main) de solution hydro-alcoolique dans le creux de la main.

2. **Frictionner les Mains** : Pendant 20 à 30 secondes, en couvrant toutes les surfaces, selon les mêmes mouvements que pour le lavage des mains.
3. **Continuer Jusqu'à Séchage Complet** : Ne pas rincer ni essuyer.

Précautions

- **Mains Sèches et Non Souillées** : La FHA n'est pas efficace sur des mains mouillées ou visiblement sales.
- **Pas de Bijoux ni Vernis** : Les bijoux peuvent abriter des germes, et le vernis écaillé favorise la prolifération bactérienne.
- **Ne Pas Souffler sur les Mains** : Pour accélérer le séchage, il faut attendre naturellement.

Facteurs Influant sur l'Efficacité de l'Hygiène des Mains

Présence de Bijoux et Ongles Artificiels

- **Bagues, Bracelets, Montres** : Doivent être retirés, car ils empêchent un lavage efficace et peuvent héberger des micro-organismes.
- **Ongles Courts et Soignés** : Les ongles longs ou artificiels sont des réservoirs de germes.

État de la Peau

- **Intégrité Cutanée** : Les lésions cutanées favorisent la colonisation bactérienne.
- **Hydratation** : Utiliser des crèmes hydratantes pour prévenir le dessèchement causé par les lavages répétés.

Technique Appropriée

- **Respecter les Étapes** : Une friction incomplète réduit l'efficacité.
- **Durée Suffisante** : Le temps de friction est crucial pour éliminer les germes.
- **Quantité Adéquate de Produit** : Utiliser suffisamment de savon ou de solution hydro-alcoolique.

Erreurs Courantes à Éviter

- **Oublier Certaines Zones** : Les bouts des doigts, les pouces et les espaces interdigitaux sont souvent négligés.
- **Porter des Bijoux** : Même une simple alliance peut abriter des germes.
- **Raccourcir le Temps de Friction** : Par impatience ou précipitation, ce qui diminue l'efficacité.

Rôle des Professionnels de Santé

Modèle de Bonnes Pratiques

Les soignants doivent montrer l'exemple en respectant scrupuleusement les protocoles d'hygiène des mains, influençant positivement les collègues et les patients.

Formation et Sensibilisation

- **Éducation** : Participer à des formations régulières pour actualiser les connaissances.
- **Promotion de l'Hygiène des Mains** : Afficher des rappels visuels, organiser des campagnes de sensibilisation.

Surveillance et Feedback

- **Audit Interne** : Évaluer les pratiques au sein de l'établissement.
- **Feedback Constructif** : Fournir des retours aux collègues pour améliorer les techniques.

Impact de l'Hygiène des Mains sur la Prévention des Infections

Réduction des Infections Nosocomiales

Des études ont montré que l'amélioration de l'hygiène des mains réduit significativement le taux d'infections associées aux soins.

Sécurité des Patients

Une hygiène des mains efficace contribue à la sécurité des soins, élément central de la qualité en milieu hospitalier.

Confiance du Public

Les patients accordent davantage de confiance aux établissements de santé qui démontrent un engagement fort envers l'hygiène et la prévention des infections.

- **Tenue professionnelle** : utilisation correcte des équipements de protection individuelle.

Dans le domaine de la santé, et plus particulièrement en maternité-gynécologie, la tenue professionnelle et l'utilisation adéquate des équipements de protection individuelle (EPI) sont essentielles pour assurer la sécurité des patientes, des nouveau-nés et du personnel soignant. Les EPI jouent un rôle crucial dans la prévention des infections nosocomiales et la protection contre les risques biologiques, chimiques et physiques. Une compréhension approfondie de leur importance, ainsi qu'une utilisation correcte et systématique, sont indispensables pour maintenir un environnement de soins sûr et hygiénique.

Importance de la Tenue Professionnelle en Milieu de Soins

Prévention des Infections

La tenue professionnelle sert de barrière entre le soignant et les agents pathogènes présents dans l'environnement hospitalier. Elle contribue à limiter la transmission des micro-organismes entre les patients et le personnel, réduisant ainsi le risque d'infections associées aux soins.

Image Professionnelle et Confiance

Une tenue soignée et appropriée reflète le professionnalisme du personnel de santé. Elle inspire confiance aux patientes et à leur famille, favorisant une relation thérapeutique positive. Une apparence professionnelle contribue également à renforcer le respect et la crédibilité auprès des collègues et des partenaires de soins.

Respect des Normes et Réglementations

Les établissements de santé sont soumis à des normes strictes en matière d'hygiène et de sécurité. Le port de la tenue professionnelle et des EPI est souvent encadré par des protocoles internes et des réglementations nationales, visant à garantir un haut niveau de protection pour tous.

Équipements de Protection Individuelle : Définition et Objectifs

Qu'est-ce que les EPI ?

Les équipements de protection individuelle sont des dispositifs ou des vêtements destinés à protéger le soignant contre les risques potentiels liés à son activité professionnelle. Ils comprennent, entre autres, les gants, les masques, les blouses, les lunettes de protection et les surchaussures.

Objectifs des EPI

- **Protection du Soignant** : Prévenir l'exposition aux agents infectieux, aux substances chimiques ou aux risques physiques.
- **Prévention de la Transmission Croisée** : Éviter la propagation des micro-organismes entre les patients, le personnel et l'environnement.
- **Conformité aux Protocoles d'Hygiène** : Respecter les procédures établies pour assurer la sécurité des soins.

Utilisation Correcte des Équipements de Protection Individuelle

Les Gants

Indications d'Utilisation

- **Contact avec des Liquides Biologiques** : Sang, sécrétions, excrétions, muqueuses ou peau lésée.
- **Manipulation de Matériel Contaminé** : Échantillons biologiques, déchets médicaux.

- **Procédures Aseptiques** : Soins invasifs, pose de dispositifs médicaux.

Types de Gants

- **Gants Non Stériles** : Pour les soins courants sans rupture de la barrière cutanée.
- **Gants Stériles** : Pour les actes nécessitant une asepsie stricte.

Procédure de Mise en Place

1. **Hygiène des Mains** : Se laver ou se désinfecter les mains avant de mettre les gants.
2. **Vérification de l'Intégrité** : S'assurer que les gants ne présentent pas de déchirures ou de défauts.
3. **Mise en Place** : Enfiler les gants en évitant de toucher l'extérieur avec les mains nues.
4. **Retrait des Gants** : En les retournant sur eux-mêmes pour éviter de contaminer les mains.
5. **Hygiène des Mains Après Retrait** : Se laver ou se désinfecter les mains immédiatement après avoir enlevé les gants.

Précautions

- **Changement Régulier** : Ne pas réutiliser des gants à usage unique. Changer de gants entre chaque patient et chaque procédure.
- **Allergies au Latex** : Utiliser des gants sans latex si nécessaire pour éviter les réactions allergiques.

Les Masques

Types de Masques

- **Masque Chirurgical** : Protège contre les projections de gouttelettes. Utilisé pour prévenir la contamination du patient et du soignant.
- **Masque FFP2/FFP3** : Offre une protection respiratoire contre les aérosols infectieux. Utilisé en cas de maladies transmissibles par voie aérienne.

Indications d'Utilisation

- **Soins aux Patients Infectieux** : Tuberculose, grippe, COVID-19, etc.
- **Procédures Générant des Aérosols** : Intubation, aspiration trachéale.

Procédure de Mise en Place

1. **Hygiène des Mains** : Avant de toucher le masque.
2. **Positionnement** : Placer le masque sur le visage, le fixer derrière les oreilles ou la tête.
3. **Ajustement** : Pincer le pont nasal pour assurer une bonne étanchéité.
4. **Retrait** : En touchant uniquement les élastiques ou les attaches, sans toucher l'avant du masque.
5. **Élimination** : Jeter le masque dans une poubelle appropriée.
6. **Hygiène des Mains Après Retrait**.

Précautions

- **Durée d'Utilisation** : Ne pas porter le même masque au-delà de la durée recommandée (généralement 4 heures pour un masque chirurgical).

- **Masque Humide ou Souillé** : Le remplacer immédiatement.

Les Blouses et Surblouses

Indications d'Utilisation

- **Protection Contre les Projections** : Lors de soins à risque de projections de liquides biologiques.
- **Isolement Septique** : Soins aux patients porteurs de germes multirésistants.

Types de Blouses

- **Blouses Réutilisables** : Lavables à haute température.
- **Blouses Jetables** : À usage unique, en matériaux imperméables pour une meilleure protection.

Procédure de Mise en Place

1. **Enfiler la Blouse** : En veillant à couvrir entièrement le torse et les bras.
2. **Fermeture** : Attacher la blouse à l'arrière du cou et de la taille.
3. **Retrait** : Détacher les liens, retirer la blouse en la retournant sur elle-même pour éviter de toucher la partie contaminée.
4. **Élimination ou Nettoyage** : Selon le type de blouse, la jeter ou la placer dans le sac de linge sale.
5. **Hygiène des Mains Après Retrait**.

Les Lunettes de Protection et Visières

Indications d'Utilisation

- **Risques de Projections** : Lors de procédures susceptibles de générer des éclaboussures ou des aérosols.

Procédure d'Utilisation

1. **Mise en Place** : Positionner les lunettes ou la visière pour couvrir entièrement les yeux et le visage.
2. **Retrait** : Manipuler par les branches ou la sangle arrière.
3. **Nettoyage** : Désinfecter les lunettes réutilisables après chaque utilisation.

Précautions

- **Compatibilité avec le Masque** : S'assurer que les lunettes n'interfèrent pas avec l'ajustement du masque.
- **Entretien Régulier** : Vérifier l'intégrité et la propreté des équipements.

Les Surchaussures et Coiffes

Indications d'Utilisation

- **Zones à Risque Élevé** : Salles d'opération, unités de soins intensifs.
- **Prévention de la Contamination** : Éviter le transport de germes d'une zone à l'autre.

Procédure d'Utilisation

1. **Mise en Place** : Enfiler les surchaussures en recouvrant entièrement les chaussures. Placer la coiffe pour couvrir tous les cheveux.
2. **Retrait** : Retirer soigneusement sans toucher les zones potentiellement contaminées.
3. **Élimination** : Jeter dans les conteneurs appropriés.

Bonnes Pratiques pour l'Utilisation des EPI

Séquence de Mise en Place des EPI

1. **Hygiène des Mains.**
2. **Mise en Place de la Blouse.**
3. **Mise en Place du Masque.**
4. **Mise en Place des Lunettes ou de la Visière.**
5. **Enfilage des Gants.**

Séquence de Retrait des EPI

1. **Retrait des Gants.**
2. **Hygiène des Mains.**
3. **Retrait de la Blouse.**
4. **Hygiène des Mains.**
5. **Retrait des Lunettes ou de la Visière.**
6. **Retrait du Masque.**
7. **Hygiène des Mains.**

Précautions Générales

- **Formation du Personnel** : Assurer que tous les soignants sont formés à l'utilisation correcte des EPI.
- **Disponibilité des EPI** : Veiller à ce que les équipements soient facilement accessibles en quantité suffisante.
- **Respect des Protocoles** : Suivre les procédures établies par l'établissement de santé.
- **Signalement des Défaillances** : Informer en cas de pénurie ou de matériel défectueux.

Impact de l'Utilisation Correcte des EPI

Réduction des Infections Associées aux Soins

Une utilisation appropriée des EPI contribue significativement à diminuer le taux d'infections nosocomiales, protégeant ainsi les patientes et les nouveau-nés contre des complications potentiellement graves.

Protection du Personnel Soignant

Les EPI protègent les soignants contre les risques d'exposition aux agents pathogènes, réduisant ainsi les arrêts maladie et préservant la santé du personnel.

Conformité Réglementaire et Qualité des Soins

Le respect des normes relatives aux EPI est un indicateur de qualité et de sécurité des soins, contribuant à la réputation et à la confiance envers l'établissement de santé.

Défis et Solutions

Défis

- **Inconfort** : Certains EPI peuvent être inconfortables ou gêner les mouvements.
- **Manque de Temps** : En situation d'urgence, la mise en place des EPI peut sembler chronophage.
- **Résistance au Changement** : Certains soignants peuvent être réticents à adopter de nouvelles pratiques.

Solutions

- **Adaptation des Équipements** : Choisir des EPI ergonomiques et adaptés à la morphologie des soignants.
- **Formation et Sensibilisation** : Renforcer l'importance de l'utilisation des EPI à travers des formations régulières.
- **Culture de la Sécurité** : Promouvoir une culture institutionnelle axée sur la sécurité et le respect des protocoles.

Gestion des infections nosocomiales

- **Surveillance épidémiologique** : identification des cas.

La surveillance épidémiologique est un pilier essentiel de la santé publique, visant à détecter précocement les menaces sanitaires, à suivre l'évolution des maladies et à orienter les actions de prévention et de contrôle. L'identification des cas constitue la première étape cruciale de ce processus, permettant de recueillir des données précises sur la survenue des maladies et de mettre en place des mesures appropriées pour protéger la population. Cet article explore en profondeur le rôle de l'identification des cas dans la surveillance épidémiologique, les méthodes utilisées, les défis rencontrés et l'importance de la collaboration entre les différents acteurs du système de santé.

Importance de l'Identification des Cas dans la Surveillance Épidémiologique

Détection Précoce des Menaces Sanitaires

L'identification rapide des cas permet de détecter précocement les flambées épidémiques ou l'émergence de nouvelles maladies. Cela est crucial pour mettre en œuvre rapidement des interventions visant à limiter la propagation de l'infection, réduire la morbidité et la mortalité, et prévenir les épidémies à grande échelle.

Suivi de l'Évolution des Maladies

En collectant des données sur les cas individuels, il est possible de suivre l'évolution des maladies dans le temps et l'espace. Cela aide à comprendre les tendances épidémiologiques, à identifier les populations à risque et à évaluer l'efficacité des mesures de contrôle mises en place.

Orientation des Politiques de Santé Publique

Les informations recueillies lors de l'identification des cas alimentent les bases de données épidémiologiques, fournissant des preuves pour l'élaboration de politiques de santé publique. Elles permettent de prioriser les ressources, de planifier les interventions et de promouvoir des stratégies de prévention adaptées.

Méthodes d'Identification des Cas

Surveillance Passive

La surveillance passive repose sur la déclaration volontaire des cas par les professionnels de santé. Elle est basée sur le système de notification obligatoire des maladies à déclaration obligatoire (MDO). Les médecins, laboratoires et autres prestataires de soins signalent les cas diagnostiqués aux autorités sanitaires.

Avantages

- **Simplicité** : Facile à mettre en place, utilise les infrastructures existantes.
- **Couverture Large** : Couvre l'ensemble du territoire national.

Limites

- **Sous-Déclaration** : Les cas ne sont pas toujours signalés, ce qui peut entraîner une sous-estimation de l'incidence réelle.
- **Retard dans la Notification** : Le temps entre le diagnostic et la notification peut être long, retardant la mise en place des mesures de contrôle.

Surveillance Active

La surveillance active implique une recherche proactive des cas par les autorités sanitaires. Elle peut inclure des visites sur le terrain, des enquêtes auprès des établissements de santé et le dépistage systématique dans certaines populations.

Avantages

- **Détection Plus Complète** : Réduit le risque de sous-déclaration.
- **Rapidité** : Permet une identification plus rapide des cas.

Limites

- **Coût Élevé** : Nécessite plus de ressources humaines et financières.
- **Durabilité** : Difficile à maintenir sur le long terme.

Surveillance Sentinelle

Ce type de surveillance repose sur un réseau de sites sentinelles (hôpitaux, cliniques, cabinets médicaux) sélectionnés pour collecter des données plus détaillées sur certaines maladies. Il permet de suivre les tendances et d'estimer l'incidence des maladies dans la population générale.

Avantages

- **Données de Haute Qualité** : Informations détaillées et fiables.
- **Flexibilité** : Peut se concentrer sur des maladies spécifiques ou émergentes.

Limites

- **Représentativité** : Les sites sentinelles ne reflètent pas toujours la situation de l'ensemble de la population.
- **Complexité de Mise en Place** : Nécessite une coordination et une formation spécifiques.

Surveillance Syndromique

La surveillance syndromique utilise les symptômes plutôt que les diagnostics confirmés pour identifier les cas. Elle repose sur la détection précoce des syndromes cliniques pouvant indiquer une menace sanitaire.

Avantages

- **Détection Précoce** : Peut identifier les épidémies avant la confirmation des diagnostics.
- **Réactivité** : Permet une réponse rapide aux événements inhabituels.

Limites

- **Spécificité Réduite** : Risque de faux positifs, nécessite des investigations supplémentaires.
- **Besoin de Données en Temps Réel** : Dépend de systèmes d'information performants.

Étapes de l'Identification des Cas

Définition des Cas

La première étape consiste à établir une définition de cas claire et standardisée, incluant des critères cliniques, biologiques, épidémiologiques et, le cas échéant, des critères de laboratoire. Cela permet d'assurer la cohérence dans l'identification et la classification des cas.

Types de Définitions

- **Cas Suspect** : Présence de symptômes compatibles sans confirmation de laboratoire.
- **Cas Probable** : Symptômes et facteurs épidémiologiques suggérant fortement la maladie.
- **Cas Confirmé** : Preuve définitive de la maladie, généralement par des tests de laboratoire.

Collecte des Données

La collecte des données doit être systématique et inclure des informations détaillées sur le patient :

- **Données Démographiques** : Âge, sexe, lieu de résidence.
- **Informations Cliniques** : Date d'apparition des symptômes, symptômes présentés, évolution.
- **Antécédents Médicaux** : Maladies préexistantes, vaccinations.
- **Facteurs de Risque** : Expositions potentielles, voyages récents, contacts avec des cas connus.

Notification et Transmission des Données

Les cas identifiés doivent être notifiés aux autorités sanitaires selon les procédures établies. Les données sont ensuite centralisées, analysées et utilisées pour informer les actions de santé publique.

Analyse et Interprétation des Données

Les données collectées sont analysées pour :

- **Déterminer l'Incidence et la Prévalence** : Nombre de nouveaux cas, proportion de la population affectée.
- **Identifier les Tendances** : Évolution dans le temps, répartition géographique.
- **Détecter les Groupes à Risque** : Populations plus vulnérables ou exposées.

Défis dans l'Identification des Cas

Sous-Déclaration et Déclaration Incomplète

La sous-déclaration est un problème majeur qui peut résulter de :

- **Manque de Sensibilisation** : Les professionnels de santé peuvent ignorer l'obligation de déclaration ou la procédure à suivre.
- **Charge de Travail** : La surcharge administrative peut dissuader les soignants de notifier les cas.
- **Stigmatisation** : Certaines maladies peuvent être associées à une stigmatisation sociale, dissuadant les patients de consulter ou les soignants de déclarer.

Qualité des Données

Des données incomplètes ou inexactes peuvent compromettre l'analyse épidémiologique. Il est essentiel d'assurer la formation du personnel à la collecte et à la saisie des données, ainsi que de mettre en place des systèmes de vérification et de validation.

Respect de la Confidentialité

La protection des données personnelles est cruciale. Les informations doivent être collectées et traitées en respectant les réglementations sur la confidentialité et la protection des données, comme le Règlement Général sur la Protection des Données (RGPD) en Europe.

Détection des Maladies Émergentes

Les maladies nouvelles ou réémergentes peuvent être difficiles à identifier en raison de l'absence de définitions de cas établies, de tests diagnostiques spécifiques ou de connaissances limitées sur la maladie.

Importance de la Collaboration Intersectorielle

Partenariats entre les Différents Acteurs

La surveillance épidémiologique nécessite une collaboration étroite entre :

- **Les Professionnels de Santé** : Médecins, infirmières, laboratoires.
- **Les Autorités Sanitaires** : Agences de santé publique, ministères de la santé.
- **Les Institutions de Recherche** : Universités, instituts de recherche.
- **Les Organisations Internationales** : OMS, Centres pour le Contrôle et la Prévention des Maladies (CDC).
- **La Communauté** : Participation des citoyens, sensibilisation du public.

Partage des Informations

Le partage rapide et transparent des informations est essentiel pour une réponse efficace aux menaces sanitaires. Cela inclut la communication des données épidémiologiques, des résultats de laboratoire, des alertes sanitaires et des recommandations.

Renforcement des Capacités

Le développement des compétences en épidémiologie, la mise en place de systèmes d'information performants et le soutien aux laboratoires sont indispensables pour améliorer l'identification des cas et la surveillance.

Cas Pratiques et Leçons Apprises

Épidémie de COVID-19

La pandémie de COVID-19 a mis en lumière les défis de l'identification des cas à grande échelle. Les tests de dépistage massifs, la mise en place de systèmes de traçage des contacts et l'utilisation de technologies innovantes ont été essentiels pour contrôler la propagation du virus.

Épidémie d'Ebola en Afrique de l'Ouest

La difficulté initiale à identifier les cas d'Ebola a retardé la réponse et contribué à la propagation de l'épidémie. L'importance de la surveillance communautaire, de la formation du personnel et de la communication avec les populations affectées a été mise en évidence.

- **Mesures d'isolement** : précautions complémentaires.

La prévention et le contrôle des infections sont des enjeux majeurs dans les établissements de santé. Les mesures d'isolement et les précautions complémentaires jouent un rôle essentiel pour prévenir la transmission des agents infectieux, protéger les patients vulnérables et assurer la sécurité du personnel soignant. Comprendre et appliquer correctement ces mesures est indispensable pour maintenir un environnement de soins sûr et réduire le risque d'infections nosocomiales. Cet article explore en profondeur les différentes mesures d'isolement, les précautions complémentaires associées, et leur importance dans la pratique clinique quotidienne.

Importance des Mesures d'Isolement en Milieu de Soins

Prévention de la Transmission des Infections

Les agents pathogènes peuvent se propager facilement dans les établissements de santé, où les patients sont souvent immunodéprimés ou vulnérables. Les mesures d'isolement visent à interrompre les chaînes de transmission en limitant la diffusion des micro-organismes d'un patient à un autre, du personnel soignant aux patients, ou vice versa.

Protection des Patients et du Personnel Soignant

En appliquant des précautions appropriées, on réduit le risque d'infections croisées, protégeant ainsi les patients hospitalisés et le personnel soignant. Cela contribue à améliorer la qualité des soins et à réduire la morbidité et la mortalité associées aux infections nosocomiales.

Conformité aux Normes de Santé Publique

Les mesures d'isolement sont encadrées par des recommandations nationales et internationales. Le respect de ces directives est essentiel pour assurer une pratique conforme aux standards de santé publique et aux exigences réglementaires.

Définitions et Concepts Clés

Précautions Standard

Les précautions standard sont des mesures d'hygiène de base appliquées à tous les patients, indépendamment de leur statut infectieux. Elles incluent l'hygiène des mains, le port d'équipements de protection individuelle (EPI) appropriés, la gestion des déchets, et la désinfection du matériel et des surfaces.

Précautions Complémentaires

Les précautions complémentaires s'ajoutent aux précautions standard lorsqu'un patient est porteur ou suspecté d'être porteur d'un agent infectieux spécifique, transmissible par contact, gouttelettes ou voie aérienne. Elles visent à prévenir la transmission de micro-organismes hautement contagieux ou résistants aux antibiotiques.

Types de Précautions Complémentaires

Précautions Complémentaires Contact

Indications

- **Infections à Bactéries Multirésistantes (BMR)** : Staphylococcus aureus résistant à la méticilline (SARM), entérocoques résistants aux glycopeptides.

- **Infections Gastro-intestinales** : Clostridioides difficile, rotavirus.
- **Lésions Cutanées Infectieuses** : Gale, impétigo.

Mesures Spécifiques

- **Chambre Individuelle** : Si possible, pour limiter le risque de transmission.
- **Port de Gants Non Stériles** : Pour tout contact avec le patient ou son environnement.
- **Port de Blouse à Manches Longues** : Lors de soins directs ou si contact avec l'environnement proche du patient.
- **Hygiène Rigoureuse des Mains** : Avant et après le contact, avec une friction hydro-alcoolique ou un lavage à l'eau et au savon en cas de souillure.

Précautions Complémentaires Gouttelettes

Indications

- **Infections Respiratoires** : Grippe, coqueluche, méningite à méningocoque.
- **Certaines Infections Virales** : Rougeole, rubéole (bien que ces dernières nécessitent également des précautions aériennes dans certains cas).

Mesures Spécifiques

- **Chambre Individuelle** : Préférable pour éviter la propagation des gouttelettes.
- **Port de Masque Chirurgical** : Par le soignant lors des soins, et par le patient lors des déplacements.
- **Limitation des Déplacements** : Réduire les sorties de la chambre du patient au strict nécessaire.
- **Hygiène des Mains** : Application systématique des précautions standard.

Précautions Complémentaires Aériennes

Indications

- **Tuberculose Pulmonaire** : Formes contagieuses.
- **Varicelle et Zona** : Chez les patients immunodéprimés ou avec dissémination.
- **Rougeole** : En cas de transmission aérienne avérée.

Mesures Spécifiques

- **Chambre Individuelle à Pression Négative** : Avec ventilation appropriée pour empêcher la dispersion des particules aériennes.
- **Port de Masque FFP2** : Par le personnel soignant, adapté pour filtrer les particules fines.
- **Limitation des Visites** : Restreindre l'accès aux personnes indispensables, en les informant des mesures de protection.
- **Hygiène des Mains** : Renforcement des précautions standard.

Mise en Œuvre des Mesures d'Isolement

Identification des Patients Nécessitant un Isolement

- **Évaluation Clinique** : Identifier les symptômes suggestifs d'une infection transmissible.
- **Antécédents et Facteurs de Risque** : Prise en compte des voyages récents, contacts avec des personnes infectées.
- **Résultats de Laboratoire** : Confirmation microbiologique de l'agent infectieux.

Communication et Signalisation

- **Affichage** : Utilisation de pictogrammes discrets mais explicites à l'entrée de la chambre pour indiquer les précautions à prendre.
- **Information du Personnel** : Tous les soignants doivent être informés des mesures spécifiques à appliquer.
- **Information du Patient et de sa Famille** : Expliquer les raisons de l'isolement, les mesures à respecter, et répondre aux questions pour favoriser l'adhésion.

Utilisation Appropriée des Équipements de Protection Individuelle

- **Formation du Personnel** : S'assurer que tous les soignants maîtrisent les techniques de mise en place et de retrait des EPI.
- **Disponibilité du Matériel** : EPI en quantité suffisante à proximité de la chambre du patient.
- **Respect des Protocoles** : Application stricte des procédures pour éviter les contaminations croisées.

Gestion de l'Environnement

- **Nettoyage et Désinfection** : Renforcement des procédures de désinfection des surfaces et du matériel médical.
- **Gestion du Linge et des Déchets** : Collecte et traitement selon les protocoles pour déchets infectieux.
- **Ventilation** : Assurer une aération adéquate, surtout pour les précautions aériennes.

Aspects Psychologiques de l'Isolement

Impact sur le Patient

- **Sentiment d'Isolement Social** : Risque de solitude, anxiété, dépression.
- **Stigmatisation** : Peur d'être perçu comme une menace pour les autres.
- **Frustration** : Restrictions de mobilité et limitation des interactions.

Mesures d'Accompagnement

- **Communication** : Maintenir un contact régulier, expliquer les mesures, être à l'écoute des préoccupations.
- **Soutien Psychologique** : Faire appel à des professionnels si nécessaire.
- **Adaptation des Soins** : Favoriser des activités adaptées, utilisation de moyens de communication (téléphone, visioconférence) pour garder le lien avec les proches.

Formation et Sensibilisation du Personnel

Formation Initiale et Continue

- **Programmes de Formation** : Inclure les mesures d'isolement dans les formations initiales et continues.
- **Mises à Jour Régulières** : Informer sur les nouvelles recommandations et les évolutions des protocoles.
- **Simulations et Ateliers Pratiques** : Renforcer les compétences par des exercices concrets.

Promotion d'une Culture de Sécurité

- **Engagement de la Direction** : Soutien institutionnel pour l'application des mesures.
- **Responsabilisation Individuelle** : Encourager chaque soignant à être vigilant et proactif.
- **Évaluation et Feedback** : Audits réguliers, partage des résultats et mise en place de plans d'amélioration.

Défis et Solutions dans l'Application des Mesures d'Isolement

Défis

- **Charge de Travail Supplémentaire** : Les mesures d'isolement peuvent augmenter le temps nécessaire pour les soins.
- **Manque de Ressources** : Pénurie de chambres individuelles, de matériel ou de personnel.
- **Résistance au Changement** : Habitudes ancrées, manque de compréhension de l'importance des mesures.

Solutions

- **Planification Efficace** : Organisation du service pour optimiser les ressources disponibles.
- **Communication Claire** : Explication des bénéfices des mesures pour les patients et le personnel.
- **Implication de l'Équipe** : Encourager la collaboration et le soutien mutuel entre collègues.

Importance de la Surveillance et de l'Évaluation

Suivi des Infections Associées aux Soins

- **Collecte de Données** : Enregistrer les cas d'infections, les agents pathogènes impliqués.
- **Analyse des Tendances** : Identifier les foyers d'infection, évaluer l'efficacité des mesures en place.

Audits et Contrôles Internes

- **Évaluations Périodiques** : Vérifier le respect des protocoles, l'utilisation correcte des EPI.
- **Feedback Constructif** : Communiquer les résultats aux équipes, proposer des axes d'amélioration.

Collaboration avec les Autorités Sanitaires

- **Déclaration des Cas** : Conformément aux obligations légales.
- **Participation aux Programmes Nationaux** : Contribuer aux efforts de santé publique pour la prévention des infections.

Chapitre 8

Nutrition et Diététique en Maternité-Gynécologie

Besoins nutritionnels spécifiques

- **Grossesse** : apports en vitamines, minéraux essentiels.

La grossesse est une période unique et déterminante dans la vie d'une femme, marquée par des changements physiologiques majeurs pour soutenir le développement du fœtus. Une alimentation équilibrée et riche en nutriments essentiels est cruciale pour assurer la santé de la mère et du futur enfant. Les vitamines et les minéraux jouent un rôle fondamental dans ce processus, contribuant au bon déroulement de la grossesse, à la croissance fœtale et à la prévention des complications. Cet article explore en profondeur les besoins en vitamines et minéraux pendant la grossesse, leurs sources alimentaires, leurs rôles spécifiques et les recommandations pour une nutrition optimale.

Importance d'une Nutrition Adéquate pendant la Grossesse

Changements Physiologiques et Besoins Accrus

Pendant la grossesse, le corps de la femme subit des modifications significatives pour soutenir le développement du fœtus :

- **Augmentation du Volume Sanguin** : Nécessite plus de fer pour la production d'hémoglobine.
- **Croissance des Tissus Maternel et Fœtal** : Besoin accru en protéines, vitamines et minéraux.
- **Développement du Système Nerveux Fœtal** : Importance de l'acide folique et des acides gras oméga-3.
- **Renforcement du Système Immunitaire** : Rôle des vitamines C, D et du zinc.

Prévention des Complications

Une carence en certains nutriments peut entraîner des complications telles que :

- **Anémie** : Due à un manque de fer.
- **Malformations Congénitales** : Liées à une carence en acide folique.
- **Prééclampsie** : Associée à un déficit en calcium.
- **Retard de Croissance Intra-Utérin** : Conséquence d'une nutrition inadéquate.

Les Vitamines Essentielles pendant la Grossesse

Acide Folique (Vitamine B9)

Rôle et Importance

- **Formation du Tube Neural** : L'acide folique est crucial pour le développement du cerveau et de la moelle épinière du fœtus.
- **Prévention des Malformations** : Réduit le risque de spina-bifida et d'anencéphalie.

Sources Alimentaires

- **Légumes à Feuilles Vertes** : Épinards, brocoli, laitue.
- **Légumineuses** : Lentilles, pois chiches.
- **Agrumes** : Oranges, pamplemousses.
- **Céréales Enrichies** : Pain complet, riz brun.

Recommandations

- **Apport Quotidien Recommandé** : 400 μg avant la conception et durant le premier trimestre.
- **Supplémentation** : Souvent recommandée en complément de l'alimentation.

Vitamine D

Rôle et Importance

- **Absorption du Calcium** : Essentielle pour la formation des os et des dents du fœtus.
- **Fonctionnement du Système Immunitaire** : Contribue à la prévention des infections.

Sources Alimentaires

- **Poissons Gras** : Saumon, maquereau, sardines.
- **Produits Laitiers Enrichis** : Lait, yaourts, fromage.
- **Exposition au Soleil** : Synthèse cutanée sous l'effet des rayons UV.

Recommandations

- **Apport Quotidien Recommandé** : 15 μg (600 UI).
- **Supplémentation** : Peut être nécessaire en cas de faible exposition solaire.

Vitamine B12

Rôle et Importance

- **Formation des Globules Rouges** : Prévention de l'anémie.
- **Fonction Neurologique** : Développement du système nerveux fœtal.

Sources Alimentaires

- **Produits d'Origine Animale** : Viande, poisson, œufs, produits laitiers.

- **Aliments Enrichis** : Certaines céréales pour les végétariens ou végétaliens.

Recommandations

- **Apport Quotidien Recommandé** : 2,6 µg.
- **Attention pour les Végétariennes/Végétaliennes** : Supplémentation souvent nécessaire.

Vitamine C

Rôle et Importance

- **Absorption du Fer** : Améliore l'assimilation du fer non héminique.
- **Antioxydant** : Protège les cellules contre le stress oxydatif.
- **Formation du Collagène** : Importante pour la peau, les vaisseaux sanguins et les tissus.

Sources Alimentaires

- **Fruits** : Kiwi, fraises, oranges, mangues.
- **Légumes** : Poivrons, brocoli, choux de Bruxelles.

Recommandations

- **Apport Quotidien Recommandé** : 85 mg.
- **Conseil** : Consommer des fruits et légumes frais pour une teneur optimale en vitamine C.

Vitamine A

Rôle et Importance

- **Développement de la Vision** : Essentielle pour la formation des yeux du fœtus.
- **Fonction Immunitaire** : Renforce les défenses naturelles.

Sources Alimentaires

- **Aliments Riches en Bêta-Carotène** : Carottes, patates douces, épinards.
- **Produits Laitiers** : Beurre, fromage.
- **Foie** : Très riche en vitamine A (consommation à limiter).

Recommandations

- **Apport Quotidien Recommandé** : 770 µg.
- **Précaution** : Éviter les excès, car une surconsommation peut être toxique pour le fœtus.

Les Minéraux Essentiels pendant la Grossesse

Fer

Rôle et Importance

- **Formation de l'Hémoglobine** : Transporte l'oxygène vers les tissus maternels et fœtaux.
- **Prévention de l'Anémie** : Réduit le risque de fatigue, de faiblesse et de complications.

Sources Alimentaires

- **Viandes Rouges** : Bœuf, agneau.
- **Poissons et Volaille** : Sardines, poulet.
- **Légumineuses et Légumes** : Lentilles, épinards, haricots.
- **Céréales Enrichies** : Pain complet, céréales pour petit-déjeuner.

Recommandations

- **Apport Quotidien Recommandé** : 27 mg.
- **Association avec la Vitamine C** : Favorise l'absorption du fer non héminique.

Calcium

Rôle et Importance

- **Formation des Os et Dents** : Crucial pour le squelette du fœtus.
- **Fonctionnement Neuromusculaire** : Contraction musculaire, transmission nerveuse.

Sources Alimentaires

- **Produits Laitiers** : Lait, yaourts, fromages.
- **Légumes à Feuilles Vertes** : Chou frisé, brocoli.
- **Fruits Secs et Oléagineux** : Amandes, graines de sésame.
- **Eaux Minérales Riches en Calcium** : Certaines eaux en bouteille.

Recommandations

- **Apport Quotidien Recommandé** : 1000 mg.
- **Fractionnement des Apports** : Répartir la consommation de calcium tout au long de la journée pour une meilleure absorption.

Iode

Rôle et Importance

- **Fonction Thyroïdienne** : Synthèse des hormones thyroïdiennes, essentielles pour le développement cérébral du fœtus.
- **Prévention du Goitre et du Crétinisme** : Réduit les risques de troubles cognitifs.

Sources Alimentaires

- **Produits de la Mer** : Poissons, fruits de mer, algues.
- **Produits Laitiers** : Lait, fromage.
- **Sel Iodé** : Utilisation de sel enrichi en iode.

Recommandations

- **Apport Quotidien Recommandé** : 220 μg.
- **Précaution** : Éviter les excès d'algues riches en iode pour prévenir une surcharge.

Zinc

Rôle et Importance

- **Croissance Cellulaire** : Division cellulaire, synthèse de l'ADN.
- **Fonction Immunitaire** : Renforcement des défenses de l'organisme.

Sources Alimentaires

- **Viandes** : Bœuf, volaille.
- **Fruits de Mer** : Huîtres, crabes.
- **Légumineuses et Céréales Complètes** : Haricots, quinoa.

Recommandations

- **Apport Quotidien Recommandé** : 11 mg.
- **Association avec les Protéines** : Les sources animales de zinc sont mieux absorbées.

Magnésium

Rôle et Importance

- **Fonction Musculaire et Nerveuse** : Régulation de la contraction musculaire, y compris l'utérus.
- **Métabolisme Énergétique** : Production d'énergie, synthèse des protéines.

Sources Alimentaires

- **Céréales Complètes** : Riz brun, avoine.
- **Légumes à Feuilles Vertes** : Épinards, blettes.
- **Noix et Graines** : Amandes, graines de tournesol.

Recommandations

- **Apport Quotidien Recommandé** : 350-360 mg.
- **Conseil** : Intégrer régulièrement des aliments riches en magnésium dans l'alimentation.

Conséquences des Carences en Vitamines et Minéraux

Pour la Mère

- **Anémie Ferriprive** : Fatigue, essoufflement, palpitations.
- **Ostéoporose** : Déminéralisation osseuse due à un manque de calcium.

- **Prééclampsie** : Hypertension gravidique associée à des carences en calcium et magnésium.

Pour le Fœtus

- **Retard de Croissance** : Poids insuffisant à la naissance.
- **Malformations Congénitales** : Anomalies du tube neural en cas de déficit en acide folique.
- **Troubles du Développement Cognitif** : Liés à une carence en iode.

Recommandations pour une Nutrition Optimale pendant la Grossesse

Alimentation Équilibrée et Variée

- **Diversité Alimentaire** : Consommer des aliments de tous les groupes alimentaires.
- **Privilégier les Aliments Riches en Nutriments** : Fruits, légumes, protéines maigres, céréales complètes.
- **Hydratation Adéquate** : Boire suffisamment d'eau tout au long de la journée.

Supplémentation Prénatale

- **Consultation Médicale** : Discuter avec un professionnel de santé pour évaluer les besoins individuels.
- **Suppléments Recommandés** : Acide folique, fer, vitamine D, selon les besoins.
- **Éviter l'Automédication** : Ne pas prendre de compléments sans avis médical.

Bonnes Pratiques Alimentaires

- **Hygiène Alimentaire** : Laver soigneusement les fruits et légumes, éviter les aliments crus à risque.
- **Fractionnement des Repas** : Manger de petits repas fréquents pour mieux absorber les nutriments.
- **Limiter Certains Aliments** : Caféine, alcool, poissons riches en mercure.

Surveillance Médicale Régulière

- **Suivi des Paramètres Biologiques** : Contrôler régulièrement la glycémie, la tension artérielle, les taux de fer et de vitamines.
- **Adaptation Personnalisée** : Ajuster l'alimentation et la supplémentation en fonction des résultats et des recommandations médicales.

- **Allaitement** : alimentation pour une lactation optimale.

L'allaitement maternel est une expérience unique qui offre de nombreux bienfaits pour la mère et l'enfant. Il fournit au nourrisson les nutriments essentiels pour sa croissance et renforce son système immunitaire. Pour la mère, il favorise le retour à un poids sain et réduit le risque de certaines maladies. Cependant, pour assurer une lactation optimale, il est crucial que la mère adopte une alimentation équilibrée et adaptée à ses besoins spécifiques pendant cette période. Cet article explore en profondeur l'importance de la nutrition maternelle pendant l'allaitement, les aliments recommandés, ceux à limiter, et les bonnes pratiques pour soutenir une production de lait de qualité.

L'Importance de la Nutrition Maternelle pendant l'Allaitement

Besoins Énergétiques Accrus

L'allaitement exige une dépense énergétique supplémentaire. La production de lait maternel nécessite environ 500 calories supplémentaires par jour. Cette énergie supplémentaire est essentielle pour maintenir une production lactée suffisante et pour que la mère conserve sa vitalité.

Qualité du Lait Maternel

Bien que le corps de la mère ait la capacité de produire du lait de qualité même en cas de carences nutritionnelles légères, une alimentation adéquate contribue à enrichir le lait en nutriments essentiels, tels que certaines vitamines et acides gras, qui favorisent le développement optimal du nourrisson.

Récupération Postpartum

Une alimentation saine aide la mère à récupérer plus rapidement après l'accouchement, en favorisant la cicatrisation et en renforçant le système immunitaire. Elle contribue également à prévenir la fatigue et à améliorer l'humeur, ce qui est bénéfique pour le bien-être général de la mère et la relation avec son enfant.

Les Besoins Nutritionnels pendant l'Allaitement

Apport Calorique

- **Énergie** : En moyenne, une mère qui allaite a besoin de 2000 à 2500 calories par jour, en fonction de son poids, de

sa taille, de son niveau d'activité physique et de la fréquence de l'allaitement.
- **Équilibre** : Il est important que ces calories supplémentaires proviennent d'aliments nutritifs plutôt que de sources vides de nutriments.

Macronutriments

Protéines

- **Rôle** : Essentielles pour la croissance et la réparation des tissus, les protéines soutiennent également la production des enzymes et des hormones.
- **Sources** : Viandes maigres, volaille, poisson, œufs, produits laitiers, légumineuses, noix et graines.
- **Recommandation** : Environ 65 à 75 grammes par jour, selon les besoins individuels.

Lipides

- **Rôle** : Fournissent de l'énergie, favorisent l'absorption des vitamines liposolubles (A, D, E, K) et sont essentiels pour le développement cérébral du nourrisson.
- **Acides Gras Oméga-3** : Les DHA (acide docosahexaénoïque) sont particulièrement importants pour le développement du cerveau et des yeux du bébé.
- **Sources** : Poissons gras (saumon, maquereau, sardines), huiles végétales (colza, lin), noix.

Glucides

- **Rôle** : Principale source d'énergie, les glucides complexes fournissent une libération d'énergie soutenue.
- **Sources** : Céréales complètes, riz brun, pâtes complètes, légumineuses, fruits et légumes.
- **Fibres** : Importantes pour la santé digestive.

Micronutriments

Calcium

- **Rôle** : Indispensable pour la santé osseuse de la mère et du nourrisson.
- **Sources** : Produits laitiers, légumes à feuilles vertes, amandes, tofu enrichi.

Fer

- **Rôle** : Prévention de l'anémie, soutien du transport de l'oxygène.
- **Sources** : Viandes rouges, volaille, poissons, légumineuses, céréales enrichies.

Vitamine D

- **Rôle** : Absorption du calcium, santé osseuse.
- **Sources** : Exposition au soleil, poissons gras, œufs, produits laitiers enrichis.

Vitamine B12

- **Rôle** : Fonctionnement du système nerveux, formation des globules rouges.
- **Sources** : Produits d'origine animale, céréales enrichies pour les mères végétariennes ou végétaliennes.

Acide Folique (Vitamine B9)

- **Rôle** : Formation de nouvelles cellules, prévention de l'anémie.
- **Sources** : Légumes à feuilles vertes, agrumes, légumineuses.

Iode

- **Rôle** : Fonction thyroïdienne, développement cérébral du nourrisson.
- **Sources** : Produits de la mer, sel iodé, produits laitiers.

Hydratation

- **Importance** : L'eau est essentielle pour la production de lait. Une bonne hydratation aide à maintenir un volume lacté adéquat.
- **Recommandation** : Boire environ 2,5 à 3 litres d'eau par jour, en augmentant l'apport en fonction de la soif.

Aliments Recommandés pour une Lactation Optimale

Aliments Riches en Nutriments

- **Fruits et Légumes** : Fournissent des vitamines, des minéraux et des antioxydants.
- **Céréales Complètes** : Apportent des glucides complexes et des fibres.
- **Protéines Maigres** : Viandes maigres, volaille, poissons, œufs.
- **Légumineuses** : Lentilles, pois chiches, haricots, riches en protéines et en fibres.
- **Produits Laitiers** : Sources de calcium et de protéines.
- **Noix et Graines** : Riches en acides gras essentiels et en minéraux.

Galactagogues Naturels

Certains aliments sont traditionnellement réputés pour stimuler la production de lait :

- **Fenouil** : Peut être consommé cru, cuit ou en infusion.
- **Anis et Fenugrec** : Utilisés en infusions ou en compléments alimentaires.
- **Avoine** : Riche en fer et en fibres, l'avoine est facile à intégrer dans l'alimentation.
- **Orge** : Peut être consommée sous forme de grains ou d'eau d'orge.
- **Légumes à Feuilles Vertes** : Épinards, chou frisé, riches en fer et en calcium.

Importance d'une Alimentation Équilibrée

- **Variété** : Intégrer une grande diversité d'aliments pour couvrir tous les besoins nutritionnels.
- **Repas Réguliers** : Manger à des intervalles réguliers pour maintenir l'énergie et soutenir la production de lait.
- **Snacks Sains** : Prévoir des collations nutritives comme des fruits frais, des yaourts, des noix.

Aliments à Limiter ou à Éviter

Caféine

- **Effets** : Peut passer dans le lait maternel et affecter le sommeil du nourrisson.
- **Recommandation** : Limiter la consommation à 300 mg par jour (environ 2-3 tasses de café).

Alcool

- **Effets** : Passe dans le lait maternel et peut nuire au développement du bébé.

- **Recommandation** : Éviter la consommation d'alcool. Si une consommation occasionnelle est envisagée, attendre au moins 2 heures par verre standard avant de reprendre l'allaitement.

Poissons Riches en Mercure

- **Espèces Concernées** : Requin, espadon, thon rouge.
- **Effets** : Le mercure peut affecter le développement neurologique du nourrisson.
- **Recommandation** : Privilégier les poissons à faible teneur en mercure comme le saumon, les sardines, le maquereau.

Allergènes Potentiels

- **Observation** : Si le bébé présente des signes d'allergie (éruptions cutanées, troubles digestifs), il peut être nécessaire d'identifier et de limiter les aliments déclencheurs dans l'alimentation maternelle.
- **Aliments Courants** : Produits laitiers, œufs, arachides, soja, blé.

Aliments Fortement Épicés ou Aillés

- **Effets** : Peuvent modifier le goût du lait, ce qui peut déranger certains nourrissons.
- **Recommandation** : Observer les réactions du bébé et ajuster l'alimentation si nécessaire.

Considérations sur le Mode de Vie

Repos et Gestion du Stress

- **Importance** : Le stress et la fatigue peuvent affecter la production de lait.

- **Conseils** : Prioriser le repos, demander de l'aide pour les tâches quotidiennes, pratiquer des techniques de relaxation.

Activité Physique

- **Avantages** : Améliore le bien-être, favorise le retour à la forme physique.
- **Recommandation** : Reprendre une activité physique modérée après avis médical.

Tabagisme et Médicaments

- **Tabac** : Le tabagisme peut réduire la production de lait et expose le bébé à des substances nocives.
- **Médicaments** : Certains médicaments passent dans le lait maternel. Toujours consulter un professionnel de santé avant de prendre des médicaments.

Mythes et Réalités sur l'Alimentation et l'Allaitement

"Il faut manger pour deux"

- **Réalité** : Les besoins caloriques augmentent, mais il s'agit de choisir des aliments nutritifs plutôt que d'augmenter considérablement les quantités.

"Certains aliments font perdre du lait"

- **Réalité** : Il n'existe pas de preuves scientifiques solides indiquant que des aliments spécifiques réduisent la lactation. Une alimentation équilibrée est la clé.

"Boire beaucoup de lait augmente la production de lait maternel"

- **Réalité** : Boire du lait n'est pas nécessaire pour produire du lait maternel. L'hydratation est importante, mais elle peut être assurée par de l'eau et d'autres boissons saines.

Conseils Pratiques pour une Lactation Optimale

- **Écouter son Corps** : Manger quand on a faim, boire quand on a soif.
- **Préparation des Repas** : Planifier et préparer des repas à l'avance pour gagner du temps.
- **Soutien Professionnel** : Consulter une diététicienne ou une consultante en lactation pour des conseils personnalisés.
- **Communauté** : Rejoindre des groupes de soutien pour partager des expériences et des conseils.

Rôle de l'aide-soignant dans l'éducation nutritionnelle

- **Conseils alimentaires** : gestion des nausées, diabète gestationnel.

La grossesse est une période de bouleversements physiologiques importants pour la femme, marquée par des changements hormonaux qui peuvent entraîner divers inconforts, dont les nausées et le diabète gestationnel. Ces deux conditions, bien que différentes, peuvent être gérées efficacement grâce à des adaptations alimentaires appropriées. Cet article vise à fournir des conseils alimentaires détaillés pour aider les femmes enceintes à gérer les nausées et le diabète gestationnel, en favorisant leur bien-être et celui de leur futur enfant.

Gestion des Nausées pendant la Grossesse

Comprendre les Nausées de Grossesse

Les nausées, souvent appelées "nausées matinales", sont fréquentes au cours du premier trimestre de la grossesse. Elles sont principalement dues aux fluctuations hormonales, en particulier l'augmentation des niveaux de gonadotrophine chorionique humaine (hCG) et d'œstrogènes. Bien que généralement bénignes, elles peuvent affecter la qualité de vie et l'état nutritionnel de la future mère.

Conseils Alimentaires pour Soulager les Nausées

Manger de Petites Quantités Fréquemment

- **Fractionner les Repas** : Au lieu de trois repas copieux, privilégier six petits repas répartis tout au long de la journée.
- **Éviter le Jeûne Prolongé** : Ne pas rester à jeun trop longtemps, car un estomac vide peut aggraver les nausées.

Choisir des Aliments Faciles à Digérer

- **Aliments Riches en Glucides Complexes** : Biscuits secs, pain grillé, céréales complètes.
- **Aliments Pauvres en Graisses** : Les aliments gras peuvent retarder la vidange gastrique et exacerber les nausées.

Prendre un Petit-Déjeuner au Lit

- **Grignoter Avant de Se Lever** : Manger quelques biscuits secs ou des crackers avant de se lever le matin peut aider à stabiliser le taux de sucre dans le sang et réduire les nausées.

Boire des Liquides Entre les Repas

- **Hydratation Régulière** : Boire de petites gorgées d'eau tout au long de la journée.
- **Éviter les Boissons Pendant les Repas** : Cela peut éviter de surcharger l'estomac.

Intégrer le Gingembre dans l'Alimentation

- **Propriétés Anti-Émétiques** : Le gingembre est reconnu pour ses effets bénéfiques contre les nausées.
- **Formes de Consommation** : Infusions de gingembre, biscuits au gingembre, ajout de gingembre frais dans les plats.

Privilégier les Aliments Froids ou à Température Ambiante

- **Réduction des Odeurs** : Les aliments chauds dégagent plus d'odeurs, ce qui peut déclencher des nausées.
- **Aliments à Consommer** : Salades, sandwiches, fruits frais.

Éviter les Aliments et Odeurs Déclencheurs

- **Identifier les Déclencheurs** : Noter les aliments ou les odeurs qui provoquent des nausées pour les éviter.
- **Préférer les Aliments Neutres** : Riz, pâtes, pommes de terre, qui sont généralement bien tolérés.

Consommer des Aliments Riches en Vitamine B6

- **Effet Bénéfique** : La vitamine B6 peut aider à réduire les nausées.
- **Sources Alimentaires** : Bananes, avocats, noix, graines, céréales enrichies.

Éviter les Aliments Épicés ou Acides

- **Irritation Gastrique** : Les aliments épicés ou acides peuvent aggraver les nausées et l'inconfort gastrique.

Maintenir une Bonne Hydratation

- **Options d'Hydratation** : Eau, bouillons, tisanes, eaux aromatisées naturellement.
- **Glaçons Aromatisés** : Sucer des glaçons faits avec du jus de fruit dilué peut être apaisant.

Autres Conseils Pratiques

- **Se Reposer** : La fatigue peut intensifier les nausées.
- **Aérer les Pièces** : Une bonne ventilation réduit les odeurs culinaires.
- **Porter des Vêtements Confortables** : Des vêtements amples peuvent réduire la sensation d'inconfort.

Gestion du Diabète Gestationnel

Comprendre le Diabète Gestationnel

Le diabète gestationnel est une intolérance au glucose de sévérité variable, débutant ou diagnostiquée pour la première fois pendant la grossesse. Il est le résultat de changements hormonaux qui affectent la capacité du corps à utiliser l'insuline efficacement.

Une gestion adéquate est essentielle pour prévenir les complications pour la mère et le fœtus.

Objectifs de la Gestion Alimentaire

- **Maintenir une Glycémie Normale** : Éviter les hyperglycémies et les hypoglycémies.
- **Assurer des Apports Nutritionnels Adéquats** : Pour la santé de la mère et le développement du fœtus.
- **Prévenir les Complications** : Réduire le risque de macrosomie fœtale, de prééclampsie, et de césarienne.

Principes de l'Alimentation en Cas de Diabète Gestationnel

Répartition des Glucides sur la Journée

- **Fractionner les Apports** : Manger trois repas principaux et deux à trois collations pour stabiliser la glycémie.
- **Contrôle des Portions** : Surveiller la quantité de glucides consommés à chaque repas.

Choisir des Glucides à Index Glycémique Bas

- **Aliments à Privilégier** : Légumineuses, céréales complètes, fruits à faible index glycémique.
- **Éviter les Sucres Simples** : Réduire la consommation de sucreries, de boissons sucrées, de pâtisseries.

Augmenter la Consommation de Fibres

- **Rôle des Fibres** : Ralentissent l'absorption des glucides, favorisant une glycémie stable.
- **Sources de Fibres** : Légumes, fruits entiers, grains entiers, noix, graines.

Inclure des Protéines à Chaque Repas

- **Effet Satiétogène** : Les protéines augmentent la satiété et aident à contrôler l'appétit.
- **Sources de Protéines** : Viandes maigres, volaille, poisson, œufs, produits laitiers faibles en gras, légumineuses.

Limiter les Graisses Saturées

- **Favoriser les Graisses Saines** : Huiles végétales (olive, colza), avocats, poissons gras.
- **Réduire les Aliments Gras** : Charcuteries, fritures, produits laitiers entiers.

Hydratation Adéquate

- **Boire Suffisamment d'Eau** : Au moins 1,5 à 2 litres par jour.
- **Éviter les Boissons Sucrées** : Limiter les jus de fruits, sodas, boissons énergisantes.

Planification des Repas

Petit-Déjeuner

- **Importance du Premier Repas** : Aide à stabiliser la glycémie après le jeûne nocturne.
- **Exemples d'Aliments** : Pain complet, flocons d'avoine, œufs, yaourt nature, fruits à faible index glycémique comme les baies.

Déjeuner et Dîner

- **Composition Équilibrée** :
    - **1/4 de l'Assiette** : Protéines maigres.
    - **1/4 de l'Assiette** : Glucides complexes riches en fibres.

- o **1/2 de l'Assiette** : Légumes variés.
- **Incorporer des Graisses Saines** : Une petite portion d'huile d'olive, de noix ou d'avocat.

Collations

- **Maintenir la Glycémie** : Des collations équilibrées aident à prévenir les baisses de sucre.
- **Idées de Collations** : Une poignée d'amandes, un yaourt nature avec des fruits, des bâtonnets de légumes avec du houmous.

Surveillance de la Glycémie

- **Auto-Monitoring** : Mesurer régulièrement la glycémie capillaire selon les recommandations médicales.
- **Tenir un Journal Alimentaire** : Noter les aliments consommés et les niveaux de glycémie pour identifier les aliments problématiques.

Activité Physique

- **Bienfaits** : L'exercice aide à améliorer la sensibilité à l'insuline et à contrôler la glycémie.
- **Recommandations** : Activité modérée comme la marche rapide, la natation ou le vélo stationnaire, après avis médical.

Collaboration avec des Professionnels de Santé

- **Diététicien(ne) Nutritionniste** : Élaboration d'un plan alimentaire personnalisé.
- **Endocrinologue ou Obstétricien** : Suivi médical régulier pour ajuster le traitement si nécessaire.

Prévenir les Hypoglycémies

- **Reconnaître les Signes** : Tremblements, sueurs, fatigue, confusion.
- **Agir Rapidement** : Consommer une source de glucides rapides (jus de fruit, sucre) suivie d'une collation.

Conseils Généraux pour une Alimentation Sereine pendant la Grossesse

- **Écouter son Corps** : Adapter l'alimentation en fonction des tolérances et des aversions.
- **Prendre le Temps de Manger** : Manger lentement favorise une meilleure digestion et une sensation de satiété.
- **Préparation des Repas** : Privilégier les aliments frais, cuisiner à la maison pour contrôler les ingrédients.
- **Hygiène Alimentaire** : Respecter les règles de sécurité alimentaire pour éviter les infections (listeria, toxoplasmose).

- **Surveillance de l'état nutritionnel** : dépistage des carences ou excès.

La nutrition joue un rôle fondamental dans le maintien de la santé et du bien-être tout au long de la vie. Un état nutritionnel optimal est essentiel pour le fonctionnement efficace de l'organisme, la prévention des maladies et la promotion d'une qualité de vie élevée. La surveillance de l'état nutritionnel est donc une composante cruciale des soins de santé, permettant de dépister précocement les carences ou les excès nutritionnels. Cet article explore en profondeur l'importance du dépistage nutritionnel, les méthodes utilisées pour évaluer l'état nutritionnel, les signes indicateurs de déséquilibres nutritionnels, et les stratégies pour maintenir une nutrition adéquate.

Importance de la Surveillance de l'État Nutritionnel

Prévention des Maladies

Un apport insuffisant ou excessif en nutriments peut conduire à diverses pathologies. Les carences nutritionnelles peuvent entraîner des maladies comme l'anémie, le scorbut, l'ostéoporose ou le kwashiorkor, tandis que les excès peuvent conduire à l'obésité, au diabète de type 2, aux maladies cardiovasculaires et à certains cancers. La surveillance permet d'identifier les déséquilibres avant qu'ils ne provoquent des complications graves.

Optimisation de la Santé et du Bien-être

Un état nutritionnel équilibré contribue à une fonction immunitaire robuste, à une croissance et un développement appropriés, à une performance cognitive optimale et à une capacité physique accrue. Il favorise également la récupération après une maladie ou une intervention chirurgicale.

Groupes Vulnérables

Certains groupes de population sont plus à risque de déséquilibres nutritionnels, tels que les enfants, les femmes enceintes ou allaitantes, les personnes âgées, les individus atteints de maladies chroniques, et les personnes vivant dans des conditions socio-économiques défavorisées. Une surveillance ciblée est essentielle pour ces groupes.

Méthodes d'Évaluation de l'État Nutritionnel

Évaluation Anthropométrique

Mesures de Base

- **Poids** : Indicateur simple mais important de l'état nutritionnel.
- **Taille** : Utilisée en combinaison avec le poids pour calculer l'Indice de Masse Corporelle (IMC).
- **Indice de Masse Corporelle (IMC)** : Calculé en divisant le poids (en kg) par la taille au carré (en m²). Permet d'estimer la corpulence.

Autres Mesures

- **Tour de Taille** : Indicateur de la graisse abdominale, associé au risque cardiovasculaire.
- **Rapport Taille/Hanches** : Permet d'évaluer la distribution de la graisse corporelle.
- **Épaisseur des Plis Cutanés** : Mesure de la graisse sous-cutanée pour estimer la composition corporelle.

Évaluation Biochimique

- **Analyses Sanguines** : Dosage des nutriments spécifiques (fer, vitamine D, vitamine B12, acide folique, etc.), des protéines plasmatiques (albumine, transferrine), des lipides sanguins (cholestérol total, LDL, HDL, triglycérides).
- **Analyses Urinaires** : Évaluation de l'excrétion de certains minéraux et vitamines.

Évaluation Clinique

- **Examen Physique** : Recherche de signes cliniques de carences ou d'excès, tels que pâleur, anomalies cutanées, fragilité des ongles, perte de cheveux, œdèmes.
- **Antécédents Médicaux** : Maladies chroniques, troubles digestifs, chirurgies antérieures.
- **Symptômes** : Fatigue, faiblesse, troubles de l'appétit, problèmes gastro-intestinaux.

Évaluation Diététique

- **Rappel Alimentaire sur 24 Heures** : Enregistrement détaillé de tous les aliments et boissons consommés au cours des dernières 24 heures.
- **Questionnaire de Fréquence Alimentaire** : Évaluation des habitudes alimentaires sur une période plus longue.
- **Journal Alimentaire** : Suivi des apports sur plusieurs jours pour une analyse plus précise.

Évaluation Fonctionnelle

- **Tests de Force Musculaire** : Poignée de main, force de préhension.
- **Tests de Mobilité** : Capacité à effectuer des activités quotidiennes.

Signes et Symptômes des Carences Nutritionnelles

Carence en Fer

- **Anémie Ferriprive** : Fatigue, pâleur, essoufflement, vertiges.

- **Signes Cliniques** : Ongles cassants, glossite (inflammation de la langue), fissures au coin des lèvres.

Carence en Vitamine D

- **Ostéomalacie** chez l'adulte : Douleurs osseuses, faiblesse musculaire.
- **Rachitisme** chez l'enfant : Retard de croissance, déformation osseuse.

Carence en Vitamine B12

- **Anémie Mégaloblastique** : Fatigue, pâleur, palpitations.
- **Symptômes Neurologiques** : Engourdissements, picotements des extrémités, troubles de l'équilibre.

Carence en Acide Folique (Vitamine B9)

- **Anémie Mégaloblastique** : Similaire à la carence en vitamine B12.
- **Risque pendant la Grossesse** : Malformations du tube neural chez le fœtus.

Carence en Calcium

- **Ostéoporose** : Fragilité osseuse, risque accru de fractures.
- **Tétanie** : Spasmes musculaires, crampes.

Carence en Protéines

- **Kwashiorkor** : Œdèmes, ventre gonflé, fonte musculaire.
- **Perte de Masse Musculaire** : Faiblesse, fatigue.

Signes et Symptômes des Excès Nutritionnels

Excès de Calories

- **Surpoids et Obésité** : Augmentation de la masse grasse, IMC élevé.
- **Complications Associées** : Diabète de type 2, hypertension artérielle, maladies cardiovasculaires.

Excès de Lipides Saturés

- **Hypercholestérolémie** : Augmentation du cholestérol LDL.
- **Risque Cardiovasculaire** : Athérosclérose, infarctus du myocarde.

Excès de Sodium

- **Hypertension Artérielle** : Pression artérielle élevée.
- **Risque de Maladies Cardiaques** : AVC, insuffisance cardiaque.

Excès de Sucre

- **Diabète de Type 2** : Résistance à l'insuline.
- **Caries Dentaires** : Détérioration de l'émail des dents.

Excès de Vitamines Liposolubles (A, D, E, K)

- **Hypervitaminose A** : Maux de tête, nausées, vertiges, anomalies congénitales en cas de grossesse.
- **Hypervitaminose D** : Hypercalcémie, calcification des tissus mous, troubles rénaux.

Stratégies pour Maintenir un État Nutritionnel Optimal

Alimentation Équilibrée

- **Varier les Aliments** : Consommer une grande diversité d'aliments pour couvrir tous les besoins en nutriments.
- **Respecter les Proportions** : Suivre les recommandations du guide alimentaire, avec une prédominance de fruits, légumes, céréales complètes, protéines maigres.
- **Limiter les Aliments Transformés** : Réduire la consommation d'aliments riches en sucres ajoutés, en sel et en graisses saturées.

Adaptation aux Besoins Individuels

- **Groupes Spécifiques** : Adapter l'alimentation en fonction de l'âge, du sexe, de l'activité physique, des conditions physiologiques (grossesse, allaitement) ou pathologiques.
- **Intolérances et Allergies** : Prendre en compte les restrictions alimentaires pour éviter les carences.

Supplémentation si Nécessaire

- **Vitamines et Minéraux** : En cas de carences avérées ou de besoins accrus (par exemple, acide folique chez la femme enceinte, vitamine D chez les personnes âgées).
- **Suivi Médical** : Ne pas prendre de suppléments sans avis médical pour éviter les excès.

Éducation Nutritionnelle

- **Sensibilisation** : Informer sur les bonnes pratiques alimentaires, l'importance des nutriments essentiels.

- **Consultation avec des Professionnels** : Diététiciens, nutritionnistes pour un accompagnement personnalisé.

Activité Physique Régulière

- **Maintien du Poids Santé** : L'exercice aide à équilibrer les apports et les dépenses énergétiques.
- **Bienfaits sur la Santé** : Amélioration de la fonction cardiovasculaire, de la force musculaire, du bien-être mental.

Rôle des Professionnels de Santé dans la Surveillance Nutritionnelle

Dépistage Précoce

- **Consultations Régulières** : Intégrer l'évaluation nutritionnelle dans les consultations de routine.
- **Outils de Dépistage** : Utiliser des questionnaires standardisés pour identifier les risques de malnutrition.

Suivi Personnalisé

- **Planification Alimentaire** : Élaborer des plans nutritionnels adaptés aux besoins individuels.
- **Suivi des Progressions** : Réévaluer régulièrement l'état nutritionnel et ajuster les interventions.

Collaboration Interdisciplinaire

- **Équipe Pluridisciplinaire** : Travailler avec médecins, infirmières, diététiciens, psychologues pour une prise en charge globale.

- **Référencement** : Orienter vers des spécialistes en cas de troubles du comportement alimentaire ou de pathologies spécifiques.

Éducation et Prévention

- **Ateliers et Conférences** : Organiser des sessions d'information pour le public.
- **Matériel Éducatif** : Distribuer des brochures, guides pratiques sur la nutrition saine.

Chapitre 9

Sécurité des Patients et Gestion des Risques

Principes de la sécurité des patients

- **Événements indésirables** : identification et déclaration.

La sécurité des patients est une priorité fondamentale dans le domaine de la santé. Les événements indésirables, définis comme des incidents pouvant causer ou ayant causé un préjudice non intentionnel à un patient lors de sa prise en charge, représentent un enjeu majeur pour la qualité des soins. Leur identification et leur déclaration sont essentielles pour comprendre les causes sous-jacentes, prévenir leur récurrence et améliorer les pratiques cliniques. Cet article explore en profondeur l'importance de ces processus, les défis rencontrés et les stratégies pour renforcer la culture de sécurité au sein des établissements de santé.

Importance de l'Identification des Événements Indésirables

Amélioration de la Qualité des Soins

L'identification des événements indésirables permet d'analyser les défaillances du système de soins. En comprenant les causes et les facteurs contributifs, les professionnels de santé peuvent mettre en place des actions correctives pour améliorer les protocoles et les procédures, conduisant ainsi à une amélioration continue de la qualité des soins prodigués aux patients.

Prévention des Incidents Futurs

La déclaration systématique des événements indésirables crée une base de données précieuse pour détecter les tendances et les zones à risque. Cette information est cruciale pour élaborer des stratégies de prévention efficaces, réduire la fréquence des incidents et minimiser leur impact sur les patients.

Renforcement de la Confiance du Public

Une approche transparente dans la gestion des événements indésirables renforce la confiance des patients envers le système de santé. Les patients sont plus enclins à participer activement à leur propre soin lorsqu'ils savent que les professionnels de santé prennent au sérieux la sécurité et la qualité des soins.

Types d'Événements Indésirables

Erreurs Médicamenteuses

- **Prescription Inappropriée** : Médicaments prescrits sans indication valable ou contre-indiqués.
- **Erreurs de Dispensation** : Confusion entre médicaments similaires, dosage incorrect.
- **Administration Erronée** : Oubli d'une dose, administration à un mauvais patient, voie d'administration incorrecte.

Infections Associées aux Soins

- **Infections Nosocomiales** : Infections acquises à l'hôpital, telles que les pneumonies, les infections urinaires ou les septicémies liées aux cathéters.
- **Résistance Antimicrobienne** : Développement de bactéries résistantes en raison d'une utilisation inappropriée des antibiotiques.

Accidents et Chutes

- **Chutes de Patients** : Survenant souvent chez les personnes âgées ou fragiles, pouvant entraîner des blessures graves.
- **Blessures Liées à l'Équipement** : Utilisation incorrecte ou défaillance du matériel médical.

Erreurs de Diagnostic et de Traitement

- **Diagnostic Retardé ou Manqué** : Retard dans la détection d'une maladie, conduisant à une prise en charge tardive.
- **Interventions Chirurgicales Inappropriées** : Opération du mauvais site, du mauvais patient ou réalisation d'un acte non nécessaire.

Événements Liés à la Communication

- **Mauvaise Transmission des Informations** : Informations essentielles non communiquées lors des changements d'équipe ou des transferts de patients.
- **Documentation Incomplète ou Erronée** : Dossiers médicaux mal tenus, entraînant des erreurs dans les soins.

Processus d'Identification des Événements Indésirables

Observation Clinique et Vigilance

Les professionnels de santé doivent être attentifs aux signes cliniques inhabituels ou aux complications survenant chez les patients. Une vigilance accrue permet de détecter rapidement les événements indésirables et d'intervenir promptement pour limiter les dommages.

Systèmes de Signalement Interne

La mise en place de procédures de signalement claires et accessibles encourage le personnel à déclarer les incidents. Ces systèmes peuvent être manuels ou informatisés, et doivent garantir la confidentialité et la non-stigmatisation des déclarants.

Utilisation d'Outils Standardisés

- **Checklists** : Aident à s'assurer que toutes les étapes essentielles des soins sont effectuées.
- **Audits Cliniques** : Évaluent régulièrement les pratiques pour identifier les écarts par rapport aux normes.

Participation des Patients

Les patients et leurs familles peuvent fournir des informations précieuses sur les erreurs ou les incidents qu'ils ont observés. Leur implication favorise une approche centrée sur le patient et améliore la qualité des soins.

Défis dans la Déclaration des Événements Indésirables

Culture du Blâme

La crainte de sanctions disciplinaires ou juridiques peut dissuader les professionnels de santé de déclarer les incidents. Une culture punitive entrave la transparence et l'apprentissage organisationnel.

Manque de Formation et de Sensibilisation

Sans une compréhension claire de l'importance de la déclaration et des procédures à suivre, le personnel peut ne pas reconnaître ou signaler les événements indésirables.

Charge de Travail et Contraintes de Temps

Les contraintes opérationnelles et le manque de temps peuvent limiter la capacité des soignants à remplir les rapports d'incident, surtout si les procédures sont complexes ou chronophages.

Systèmes de Signalement Inefficaces

Des processus de déclaration compliqués, peu conviviaux ou non intuitifs peuvent décourager le personnel de signaler les incidents.

Stratégies pour Améliorer l'Identification et la Déclaration

Promotion d'une Culture de Sécurité

- **Approche Non Pénalisante** : Encourager la déclaration en garantissant qu'elle ne conduira pas à des sanctions injustes.
- **Apprentissage Collectif** : Favoriser un environnement où les erreurs sont analysées pour en tirer des leçons et améliorer les systèmes.

Formation et Éducation

- **Programmes de Sensibilisation** : Informer le personnel sur l'importance de la déclaration et les procédures associées.
- **Développement des Compétences** : Former à l'utilisation des outils de signalement et à la gestion des incidents.

Simplification des Processus de Déclaration

- **Outils Accessibles** : Mettre en place des systèmes de déclaration faciles à utiliser, avec des interfaces conviviales.
- **Procédures Simplifiées** : Réduire le temps nécessaire pour signaler un incident en éliminant les étapes superflues.

Feedback et Reconnaissance

- **Retour d'Information** : Informer le personnel des actions entreprises suite aux déclarations pour montrer leur impact positif.
- **Valorisation des Initiatives** : Reconnaître et récompenser les efforts du personnel en matière de sécurité des patients.

Analyse et Gestion des Événements Indésirables

Collecte et Enregistrement des Données

Après la déclaration, les informations sur l'incident doivent être collectées de manière structurée pour permettre une analyse approfondie.

Analyse des Causes Profondes

- **Méthodes d'Analyse** : Utiliser des outils tels que l'analyse des causes racines (RCA) pour identifier les facteurs systémiques.
- **Implication Multidisciplinaire** : Rassembler des équipes comprenant différents professionnels pour une perspective complète.

Élaboration et Mise en Œuvre de Plans d'Action

- **Actions Correctives** : Développer des mesures pour remédier aux causes identifiées.
- **Suivi et Évaluation** : Mesurer l'efficacité des actions entreprises et ajuster si nécessaire.

Partage des Leçons Apprises

- **Diffusion des Informations** : Communiquer les résultats de l'analyse et les mesures prises à l'ensemble du personnel.
- **Intégration dans les Politiques** : Actualiser les protocoles et les procédures en fonction des enseignements tirés.

Rôle des Autorités Sanitaires et des Organismes de Réglementation

Cadre Légal et Réglementaire

- **Obligations de Déclaration** : Certaines incidents graves doivent être déclarés aux autorités compétentes.
- **Normes de Pratique** : Établir des directives pour la gestion des événements indésirables.

Soutien et Ressources

- **Guides et Outils** : Fournir des ressources pour aider les établissements à mettre en place des systèmes efficaces.
- **Programmes de Formation** : Organiser des formations pour diffuser les meilleures pratiques.

Surveillance et Contrôle

- **Collecte de Données à l'Échelle Nationale** : Suivre les tendances et les indicateurs de performance en matière de sécurité.
- **Audits et Inspections** : Vérifier la conformité des établissements aux normes établies.

Implication des Patients dans la Sécurité des Soins

Communication Transparente

- **Information sur les Incidents** : Informer les patients affectés par un événement indésirable de manière honnête et empathique.
- **Excuses et Réparation** : Présenter des excuses sincères et discuter des mesures prises pour corriger la situation.

Participation Active

- **Feedback des Patients** : Encourager les patients à partager leurs observations et leurs préoccupations.
- **Engagement dans les Comités de Sécurité** : Impliquer des représentants des patients dans les discussions sur la sécurité des soins.

- **Culture de sécurité** : promotion d'un environnement sûr.

La culture de sécurité est un élément fondamental dans tous les domaines où la sécurité des personnes et des biens est primordiale. Elle représente l'ensemble des valeurs, des attitudes, des perceptions, des compétences et des comportements qui déterminent l'engagement et le style de gestion de la sécurité d'une organisation. Promouvoir un environnement sûr ne se limite pas à la mise en place de procédures ou de protocoles ; il s'agit d'ancrer profondément la sécurité dans la conscience collective de tous les membres d'une organisation. Cet article explore l'importance de la culture de sécurité, les éléments qui la composent, les stratégies pour la promouvoir et les défis à surmonter pour instaurer un environnement véritablement sûr.

L'Importance de la Culture de Sécurité

Définition de la Culture de Sécurité

La culture de sécurité est définie comme l'ensemble des croyances, des normes, des attitudes et des pratiques partagées qui façonnent le comportement en matière de sécurité au sein d'une organisation. Elle reflète la manière dont la sécurité est perçue, valorisée et priorisée par la direction et le personnel.

Avantages d'un Environnement Sûr

- **Réduction des Accidents et Incidents** : Une forte culture de sécurité conduit à une diminution des accidents du travail, des erreurs médicales ou des incidents opérationnels.
- **Amélioration de la Qualité des Services** : La sécurité est étroitement liée à la qualité ; un environnement sûr favorise des prestations de haute qualité.
- **Engagement du Personnel** : Les employés se sentent valorisés et protégés, ce qui augmente leur satisfaction et leur motivation.
- **Confiance des Clients et du Public** : Une réputation solide en matière de sécurité renforce la confiance des clients, des patients et du public envers l'organisation.
- **Conformité Réglementaire** : Respecter les normes de sécurité permet d'éviter les sanctions et les conséquences légales.

Les Éléments Constitutifs d'une Culture de Sécurité

Engagement du Leadership

Le leadership joue un rôle crucial dans la promotion de la culture de sécurité :

- **Vision et Valeurs** : Les dirigeants doivent articuler clairement l'importance de la sécurité dans la mission et les valeurs de l'organisation.
- **Exemplarité** : Les leaders doivent incarner les comportements de sécurité qu'ils attendent des autres.
- **Allocation des Ressources** : Investir dans la formation, le matériel et les systèmes nécessaires pour assurer la sécurité.

Implication des Employés

- **Participation Active** : Encourager les employés à contribuer aux initiatives de sécurité, aux comités et aux discussions.
- **Responsabilisation** : Chaque individu est responsable de sa propre sécurité et de celle des autres.
- **Formation et Compétences** : Offrir des formations régulières pour développer les compétences en matière de sécurité.

Communication Ouverte

- **Signalement Sans Crainte** : Créer un environnement où les employés peuvent signaler les incidents, les erreurs ou les quasi-accidents sans crainte de représailles.
- **Feedback Constructif** : Fournir des retours d'information sur les actions entreprises suite aux signalements.

- **Partage d'Informations** : Diffuser les leçons apprises et les bonnes pratiques à tous les niveaux de l'organisation.

Amélioration Continue

- **Évaluation Régulière** : Réaliser des audits, des inspections et des évaluations pour identifier les zones d'amélioration.
- **Gestion des Risques** : Identifier, évaluer et atténuer les risques potentiels.
- **Innovation** : Encourager l'adoption de nouvelles technologies et méthodes pour améliorer la sécurité.

Stratégies pour Promouvoir un Environnement Sûr

Formation et Sensibilisation

- **Programmes de Formation** : Développer des programmes adaptés aux besoins spécifiques de l'organisation et des différents rôles.
- **Sessions de Sensibilisation** : Organiser des ateliers, des séminaires et des campagnes pour renforcer l'importance de la sécurité.
- **Matériel Pédagogique** : Distribuer des guides, des affiches et des ressources en ligne pour soutenir l'apprentissage continu.

Systèmes de Signalement Efficaces

- **Processus Simplifiés** : Mettre en place des procédures de signalement faciles à utiliser et accessibles à tous.
- **Anonymat et Confidentialité** : Permettre des signalements anonymes pour encourager la déclaration d'incidents sensibles.

- **Réactivité** : Traiter rapidement les signalements et informer les employés des mesures prises.

Évaluation et Gestion des Risques

- **Identification des Risques** : Cartographier les risques potentiels liés aux activités de l'organisation.
- **Analyse** : Évaluer la probabilité et l'impact de chaque risque identifié.
- **Plans d'Action** : Élaborer des stratégies pour prévenir, réduire ou gérer les risques.

Encourager le Signalement des Erreurs et des Quasi-Accidents

- **Culture Non Pénalisante** : Éviter de blâmer les individus pour des erreurs non intentionnelles.
- **Apprentissage Organisationnel** : Utiliser les erreurs comme des opportunités pour améliorer les systèmes et les processus.
- **Reconnaissance** : Valoriser les employés qui contribuent à la sécurité par leurs signalements et leurs suggestions.

Surmonter les Obstacles à la Culture de Sécurité

Lutter contre la Culture du Blâme

- **Approche Systémique** : Reconnaître que les erreurs sont souvent le résultat de défaillances systémiques plutôt que de fautes individuelles.
- **Formation à la Just Culture** : Adopter une approche qui distingue les erreurs involontaires des violations intentionnelles.

Gérer la Résistance au Changement

- **Communication Transparente** : Expliquer les raisons des changements et leurs avantages pour la sécurité.
- **Participation Active** : Impliquer les employés dans le processus de changement pour favoriser l'adhésion.
- **Support Continu** : Fournir les ressources et le soutien nécessaires pour faciliter la transition.

Rôle du Leadership dans la Promotion de la Culture de Sécurité

Définir et Communiquer la Vision

- **Clarté des Objectifs** : Établir des objectifs clairs en matière de sécurité.
- **Communication Régulière** : Utiliser divers canaux pour diffuser les messages clés sur la sécurité.

Fournir les Ressources Nécessaires

- **Investissement** : Allouer des budgets adéquats pour la formation, l'équipement et les technologies de sécurité.
- **Support Opérationnel** : Assurer la disponibilité du personnel et du temps nécessaires pour les activités liées à la sécurité.

Encourager et Reconnaître les Bonnes Pratiques

- **Récompenses et Reconnaissance** : Mettre en place des programmes pour célébrer les réalisations en matière de sécurité.
- **Modèle de Rôle** : Les leaders doivent démontrer leur engagement par leurs actions quotidiennes.

Mesurer et Évaluer la Culture de Sécurité

Indicateurs de Performance

- **Indicateurs Proactifs** : Nombre de formations suivies, taux de participation aux initiatives de sécurité, audits réalisés.
- **Indicateurs Réactifs** : Taux d'accidents, nombre d'incidents déclarés, gravité des incidents.

Outils d'Évaluation

- **Enquêtes de Perception** : Collecter les opinions des employés sur la culture de sécurité.
- **Audits Internes** : Examiner les pratiques et les procédures pour identifier les écarts.
- **Benchmarking** : Comparer les performances avec celles d'autres organisations similaires.

Analyse et Retour d'Information

- **Rapports Réguliers** : Fournir des mises à jour sur les progrès réalisés et les domaines nécessitant une attention particulière.
- **Plans d'Amélioration** : Élaborer des actions correctives basées sur les résultats des évaluations.

Exemples de Mise en Œuvre Réussie

Secteur de la Santé

Dans les hôpitaux, l'adoption d'une culture de sécurité a conduit à :

- **Réduction des Infections Nosocomiales** : Grâce à une hygiène des mains renforcée et au respect des protocoles.
- **Diminution des Erreurs Médicamenteuses** : Par l'utilisation de systèmes de prescription électronique et de double vérification.

Industrie Aéronautique

Les compagnies aériennes ont développé une culture de sécurité solide en :

- **Formation Récurrente** : Simulations régulières pour maintenir les compétences des équipages.
- **Gestion des Ressources de l'Équipage (CRM)** : Amélioration de la communication et de la prise de décision en équipe.

Rôle de l'aide-soignant dans la gestion des risques

- **Vigilance** : détection précoce des anomalies.

La vigilance et la détection précoce des anomalies sont des composantes essentielles dans de nombreux domaines, qu'il s'agisse de la santé, de la sécurité, de l'industrie ou de la technologie. Elles permettent d'identifier rapidement les déviations par rapport à la normale, afin de prévenir les risques potentiels, d'améliorer les performances et d'assurer la qualité des services ou des produits. Cet article explore en profondeur l'importance de la vigilance, les méthodes de détection des anomalies, les défis associés et les stratégies pour renforcer la capacité à identifier précocement les problèmes.

L'Importance de la Vigilance dans la Détection des Anomalies

Définition de la Vigilance

La vigilance est l'état d'attention soutenue qui permet de détecter des changements subtils ou des signaux faibles indiquant une anomalie. Elle implique une conscience constante de l'environnement, des processus en cours et des résultats attendus, afin d'identifier rapidement toute divergence.

Rôle dans la Prévention des Risques

La détection précoce des anomalies est cruciale pour prévenir les incidents majeurs. En identifiant les problèmes dès leur apparition, il est possible de mettre en place des mesures correctives avant qu'ils ne s'aggravent. Cela permet de minimiser les impacts négatifs sur la sécurité, la qualité, la productivité et la satisfaction des clients ou des patients.

Amélioration Continue et Qualité

Dans un contexte de gestion de la qualité, la vigilance favorise l'amélioration continue en permettant de détecter les dysfonctionnements et les opportunités d'optimisation. Elle contribue à maintenir des standards élevés et à renforcer la confiance des parties prenantes.

Méthodes de Détection des Anomalies

Surveillance Humaine

Observation Directe

Les opérateurs, les professionnels de santé ou les employés peuvent détecter des anomalies grâce à leur expérience, leur expertise et leur sens de l'observation. Ils repèrent les signaux inhabituels, les comportements anormaux ou les écarts par rapport aux procédures standard.

Check-lists et Protocoles

L'utilisation de check-lists structurées aide à s'assurer que toutes les étapes essentielles sont suivies et que les anomalies potentielles sont identifiées. Les protocoles standardisés facilitent la détection des écarts.

Surveillance Technologique

Systèmes d'Alerte Automatisés

Les capteurs, les logiciels et les systèmes de surveillance en temps réel peuvent détecter des anomalies en comparant les données collectées aux valeurs de référence. Ils envoient des alertes lorsque des seuils prédéfinis sont dépassés.

Intelligence Artificielle et Apprentissage Automatique

Les algorithmes d'apprentissage automatique peuvent analyser de grandes quantités de données pour identifier des modèles inhabituels ou des anomalies subtiles qui échapperaient à l'œil humain. Ils sont particulièrement utiles dans les domaines où les données sont complexes et volumineuses.

Analyses Statistiques

Contrôle Statistique des Procédés (CSP)

Le CSP utilise des méthodes statistiques pour surveiller et contrôler les processus de production. Il permet de détecter les variations anormales et d'identifier les causes de ces variations.

Analyses de Tendances

En surveillant les tendances sur le long terme, il est possible de repérer des dérives progressives qui pourraient indiquer une anomalie émergente.

Défis dans la Détection Précoce des Anomalies

Fatigue et Baisse de Vigilance

La fatigue, le stress ou la surcharge de travail peuvent réduire la capacité des individus à rester vigilants, augmentant le risque que des anomalies passent inaperçues.

Complexité des Systèmes

Les systèmes modernes peuvent être très complexes, avec de multiples interactions et variables. Cela rend la détection des anomalies plus difficile, car les signaux peuvent être masqués ou confondus avec des variations normales.

Résistance au Changement

Parfois, les anomalies peuvent être perçues comme normales en raison d'une culture organisationnelle qui accepte les écarts ou qui décourage le signalement des problèmes.

Données de Mauvaise Qualité

Des données incomplètes, inexactes ou obsolètes peuvent entraver la capacité des systèmes automatisés à détecter les anomalies.

Stratégies pour Renforcer la Vigilance et la Détection des Anomalies

Formation et Sensibilisation

Développement des Compétences

Former le personnel aux techniques de détection des anomalies, aux protocoles à suivre et à l'importance de la vigilance contribue à améliorer leur capacité à identifier les problèmes.

Culture de Sécurité

Promouvoir une culture qui valorise la sécurité, la qualité et le signalement des anomalies encourage les employés à être proactifs et attentifs.

Amélioration des Systèmes Technologiques

Mise en Œuvre de Systèmes Avancés

Investir dans des technologies de pointe, telles que l'intelligence artificielle, les capteurs intelligents et les plateformes d'analyse de données, renforce la capacité à détecter les anomalies de manière efficace.

Intégration des Systèmes

Assurer que les différents systèmes de surveillance sont intégrés et communiquent entre eux permet une vision globale et cohérente des processus.

Gestion de la Fatigue et du Stress

Aménagement des Horaires

Optimiser les horaires de travail pour éviter la fatigue excessive, en prévoyant des pauses régulières et en évitant les périodes de travail prolongées.

Soutien Psychologique

Mettre en place des programmes de soutien pour aider le personnel à gérer le stress et à maintenir un haut niveau de vigilance.

Standardisation et Simplification des Processus

Protocoles Clairs

Élaborer des procédures claires et simples à suivre réduit les risques d'erreurs et facilite la détection des écarts.

Réduction de la Complexité

Simplifier les systèmes et les processus lorsque cela est possible pour diminuer la charge cognitive et permettre une meilleure surveillance.

Encouragement du Signalement des Anomalies

Systèmes de Signalement Accessibles

Mettre en place des moyens faciles et rapides pour signaler les anomalies, y compris des options anonymes si nécessaire.

Feedback Positif

Valoriser les employés qui signalent des anomalies en reconnaissant leur contribution à la sécurité et à la qualité.

Applications Pratiques dans Différents Secteurs

Santé

Surveillance des Patients

Les professionnels de santé doivent être vigilants pour détecter les signes précoces de détérioration chez les patients, tels que des changements dans les signes vitaux ou le comportement.

Gestion des Médicaments

La détection des erreurs de médication, comme les doses incorrectes ou les interactions médicamenteuses, est cruciale pour la sécurité des patients.

Industrie

Maintenance Prédictive

La surveillance des équipements pour détecter les signes d'usure ou de dysfonctionnement permet de prévenir les pannes et les accidents.

Contrôle de Qualité

La détection des anomalies dans les processus de production assure que les produits répondent aux normes de qualité.

Sécurité Informatique

Détection des Intrusions

Les systèmes de sécurité doivent identifier rapidement les activités suspectes indiquant une cyberattaque ou une violation de données.

Surveillance des Réseaux

Analyser le trafic pour repérer les anomalies qui pourraient signaler des problèmes techniques ou des menaces.

- **Communication des incidents** : protocoles de signalement.

La communication des incidents et les protocoles de signalement sont des éléments cruciaux pour assurer la sécurité, la qualité et l'efficacité dans divers secteurs, notamment dans le domaine de la santé. Ils permettent d'identifier les erreurs, les dysfonctionnements ou les situations à risque, afin de mettre en place des mesures correctives et préventives. Une communication efficace des incidents favorise une culture de transparence et d'amélioration continue, contribuant ainsi à renforcer la confiance des patients, des clients et du personnel. Cet article explore en profondeur l'importance de la communication des incidents, les étapes clés des protocoles de signalement, les défis rencontrés et les stratégies pour améliorer les pratiques de signalement.

Importance de la Communication des Incidents

Amélioration de la Sécurité et de la Qualité

La communication des incidents est essentielle pour détecter les failles dans les systèmes et les processus. En signalant les incidents, les organisations peuvent analyser les causes sous-jacentes, identifier les tendances et mettre en place des actions correctives pour prévenir la récurrence des erreurs. Cela conduit à une amélioration de la sécurité des patients, de la qualité des soins ou des services, et à une réduction des coûts associés aux incidents.

Promotion d'une Culture de Transparence

Une communication ouverte sur les incidents favorise une culture où les erreurs sont considérées comme des opportunités d'apprentissage plutôt que comme des occasions de blâmer. Cela encourage les employés à signaler les incidents sans crainte de représailles, permettant ainsi une meilleure compréhension des risques et une amélioration collective.

Conformité Réglementaire

Dans de nombreux secteurs, le signalement des incidents est une obligation légale ou réglementaire. Les organisations doivent se conformer aux normes et aux directives établis par les autorités compétentes, telles que les agences de santé ou les organismes de réglementation, pour éviter les sanctions et maintenir leur accréditation.

Protocoles de Signalement des Incidents

Définition et Objectifs

Un protocole de signalement des incidents est un ensemble de procédures et de directives qui définissent comment les incidents doivent être signalés, enregistrés, analysés et gérés au sein d'une organisation. Les objectifs principaux sont de :

- Faciliter la détection et le signalement rapide des incidents.
- Assurer une collecte de données cohérente et complète.
- Permettre une analyse approfondie des causes.
- Mettre en place des actions correctives et préventives.
- Favoriser une communication efficace entre les différentes parties prenantes.

Étapes Clés du Protocole de Signalement

1. Détection de l'Incident

La première étape consiste à identifier qu'un incident s'est produit. Cela peut être fait par le personnel, les patients, les clients ou par des systèmes automatisés de surveillance. Il est important que tous les membres de l'organisation soient attentifs aux signes d'incidents ou de quasi-incidents.

2. Signalement Initial

Une fois l'incident détecté, il doit être signalé rapidement selon les procédures établies. Cela implique généralement de remplir un formulaire de signalement, soit en version papier, soit via un système électronique. Les informations essentielles à inclure sont :

- La date et l'heure de l'incident.
- Le lieu où l'incident s'est produit.

- Une description détaillée de l'incident.
- Les personnes impliquées.
- Les conséquences immédiates.

3. Enregistrement et Documentation

L'incident doit être enregistré dans une base de données centralisée pour assurer la traçabilité et permettre une analyse ultérieure. Une documentation complète est essentielle pour comprendre les circonstances et les facteurs contributifs.

4. Analyse de l'Incident

Une équipe appropriée doit analyser l'incident pour identifier les causes immédiates et profondes. Des méthodes telles que l'analyse des causes racines (RCA) peuvent être utilisées pour approfondir la compréhension des défaillances systémiques ou humaines.

5. Élaboration d'un Plan d'Action

Sur la base de l'analyse, un plan d'action doit être élaboré pour corriger les problèmes identifiés. Cela peut inclure des modifications des procédures, des formations supplémentaires, des changements organisationnels ou l'introduction de nouvelles technologies.

6. Mise en Œuvre des Actions Correctives

Les actions prévues doivent être mises en œuvre de manière efficace et suivies pour s'assurer qu'elles ont l'effet désiré. Il est important de définir des responsabilités claires et des délais pour chaque action.

7. Communication et Feedback

Les résultats de l'analyse et les actions entreprises doivent être communiqués aux personnes concernées. Le feedback est essentiel pour fermer la boucle du signalement et pour encourager la participation continue au processus.

8. Suivi et Évaluation

Un suivi doit être effectué pour évaluer l'efficacité des mesures prises et pour ajuster les actions si nécessaire. Cela contribue à l'amélioration continue du système de gestion des incidents.

Défis dans la Communication des Incidents

Sous-Signalement

Le sous-signalement est un problème courant, souvent dû à la peur des représailles, à une culture du blâme, au manque de temps ou à la perception que le signalement est inutile. Cela conduit à une vision incomplète des risques et empêche l'organisation de prendre des mesures appropriées.

Complexité des Processus de Signalement

Des procédures de signalement complexes, longues ou peu conviviales peuvent décourager le personnel de signaler les incidents. Si le processus est perçu comme une charge administrative supplémentaire, le taux de signalement sera faible.

Manque de Sensibilisation et de Formation

Sans une compréhension claire de l'importance du signalement des incidents et des procédures à suivre, le personnel peut ne pas reconnaître les incidents ou ne pas savoir comment les signaler correctement.

Gestion Inappropriée des Incidents

Si les incidents signalés ne sont pas traités de manière adéquate, cela peut conduire à une perte de confiance dans le système de signalement. Les employés peuvent penser que le signalement n'entraîne pas de changements positifs, ce qui décourage les futurs signalements.

Stratégies pour Améliorer la Communication des Incidents

Promotion d'une Culture de Sécurité Non Pénalisante

- **Encourager le Signalement** : Assurer au personnel que le signalement des incidents est valorisé et qu'il n'y aura pas de sanctions injustes.
- **Apprentissage Organisationnel** : Utiliser les incidents comme des opportunités pour améliorer les systèmes et les processus, plutôt que pour blâmer les individus.
- **Leadership Exemplaire** : Les dirigeants doivent montrer l'exemple en soutenant activement les initiatives de sécurité et en encourageant la transparence.

Simplification des Procédures de Signalement

- **Accessibilité** : Mettre en place des systèmes de signalement faciles d'accès, intuitifs et rapides à utiliser.
- **Formulaires Simplifiés** : Réduire la quantité d'informations requises aux éléments essentiels pour faciliter le processus.
- **Intégration Technologique** : Utiliser des plateformes numériques ou des applications mobiles pour permettre un signalement en temps réel.

Formation et Sensibilisation

- **Programmes Éducatifs** : Former le personnel sur l'importance du signalement, les types d'incidents à signaler et les procédures à suivre.
- **Ateliers Pratiques** : Organiser des sessions interactives pour renforcer les compétences en matière de signalement et d'analyse des incidents.
- **Communication Régulière** : Diffuser des informations sur les résultats du signalement des incidents et les améliorations apportées.

Feedback et Reconnaissance

- **Retour d'Information** : Informer les employés des actions entreprises suite à leurs signalements pour montrer l'impact positif de leurs efforts.
- **Reconnaissance Publique** : Valoriser les contributions du personnel en matière de sécurité par des récompenses ou des mentions spéciales.
- **Impliquer le Personnel** : Inviter les employés à participer aux comités de sécurité ou aux groupes de travail sur la gestion des incidents.

Surveillance et Évaluation

- **Indicateurs de Performance** : Suivre les taux de signalement, les types d'incidents et les délais de traitement pour identifier les tendances.
- **Audits Internes** : Effectuer des vérifications régulières pour s'assurer que les protocoles de signalement sont respectés et efficaces.
- **Amélioration Continue** : Utiliser les données collectées pour ajuster les processus et renforcer le système de gestion des incidents.

Rôle des Autorités et des Organismes de Réglementation

Cadre Légal

Les autorités sanitaires et les organismes de réglementation établissent des directives et des obligations pour le signalement des incidents, en particulier pour les événements graves ou sentinelles. Le respect de ces obligations est essentiel pour la conformité légale et pour assurer un niveau de sécurité élevé.

Soutien et Ressources

Les organismes peuvent fournir des outils, des formations et des ressources pour aider les organisations à mettre en place des systèmes de signalement efficaces. Ils peuvent également offrir des plateformes nationales pour le partage d'informations et de bonnes pratiques.

Analyse et Diffusion des Données

La collecte de données au niveau national permet d'identifier les tendances, les risques émergents et les domaines nécessitant une attention particulière. Les autorités peuvent diffuser des alertes, des recommandations et des rapports pour informer et guider les organisations.

Implication des Patients et des Clients

Rôle Actif dans le Signalement

Les patients et les clients peuvent apporter une perspective unique sur les incidents, en signalant les erreurs, les préoccupations ou les expériences négatives qu'ils ont vécues. Leur participation renforce la transparence et aide à identifier des problèmes qui pourraient échapper au personnel.

Communication Transparente

En cas d'incident affectant un patient ou un client, il est important de communiquer ouvertement, en expliquant ce qui s'est passé, les mesures prises pour remédier à la situation et les actions prévues pour prévenir une récurrence. Cela contribue à maintenir la confiance et à montrer un engagement envers la qualité.

Conclusion

Perspectives d'Évolution Professionnelle

Formations complémentaires et spécialisations

- **Diplômes universitaires** : options pour approfondir vos compétences.

Dans un monde en constante évolution, où les avancées technologiques et les dynamiques du marché du travail transforment sans cesse les compétences requises, l'apprentissage tout au long de la vie est devenu une nécessité. Les diplômes universitaires offrent une voie privilégiée pour approfondir ses connaissances, se spécialiser dans un domaine précis et renforcer son profil professionnel. Que vous soyez un étudiant fraîchement diplômé ou un professionnel souhaitant élargir ses horizons, les options universitaires disponibles peuvent vous aider à atteindre vos objectifs de carrière et à rester compétitif sur le marché du travail.

L'Importance des Diplômes Universitaires dans le Développement des Compétences

Les diplômes universitaires sont bien plus que de simples certifications académiques. Ils constituent un gage de compétences approfondies, de pensée critique et de capacité à résoudre des problèmes complexes. Les universités offrent un environnement stimulant où les étudiants peuvent interagir avec des experts du domaine, participer à des recherches innovantes et collaborer avec des pairs partageant les mêmes intérêts. Ce cadre favorise non seulement l'acquisition de connaissances théoriques, mais aussi le développement de compétences pratiques et de soft skills essentielles telles que la communication, le leadership et le travail en équipe.

Les Différents Types de Diplômes Universitaires pour Approfondir Vos Compétences

La Licence (Baccalauréat)

La licence est le premier niveau d'études universitaires, généralement obtenu après trois ans d'études à temps plein. Elle permet d'acquérir une base solide dans un domaine d'étude spécifique, qu'il s'agisse des sciences, des lettres, du droit ou des sciences économiques et sociales. Pour ceux qui souhaitent approfondir leurs compétences, la licence offre :

- **Une Formation Polyvalente** : Elle couvre un large éventail de sujets, permettant aux étudiants de découvrir différents aspects de leur domaine.
- **Des Opportunités d'Orientation** : Au cours de la licence, il est possible de se spécialiser progressivement, en choisissant des options ou des parcours spécifiques.
- **Un Tremplin vers les Études Supérieures** : La licence est souvent une étape préalable à l'inscription en master.

Le Master

Le master est un diplôme de deuxième cycle universitaire, obtenu après deux années supplémentaires d'études après la licence. Il offre une spécialisation poussée dans un domaine précis et se divise généralement en deux types :

- **Master Recherche** : Orienté vers la recherche académique, il prépare les étudiants à la poursuite d'un doctorat. Il inclut la réalisation d'un mémoire de recherche et une immersion dans les méthodologies scientifiques.
- **Master Professionnel** : Axé sur la pratique professionnelle, il inclut souvent des stages en entreprise

et des projets concrets. Il prépare directement à l'entrée sur le marché du travail dans des postes spécialisés.

Le master permet d'approfondir significativement ses compétences, de développer une expertise reconnue et d'accéder à des postes à responsabilités.

Le Doctorat

Le doctorat est le plus haut niveau de diplôme universitaire, généralement obtenu après trois années de recherche post-master. Il consiste en la réalisation d'une thèse originale apportant une contribution significative à un domaine de connaissance. Les avantages du doctorat incluent :

- **Expertise de Haut Niveau** : Les docteurs sont reconnus comme des experts dans leur domaine spécifique.
- **Compétences en Recherche et Innovation** : Ils développent des compétences avancées en méthodologie de recherche, en analyse critique et en résolution de problèmes complexes.
- **Opportunités Académiques et Professionnelles** : Le doctorat ouvre la voie à des carrières dans l'enseignement supérieur, la recherche publique ou privée, et des postes de direction dans l'industrie.

Diplômes Universitaires Spécialisés et Formations Professionnelles

En plus des diplômes classiques, les universités proposent des diplômes universitaires (DU) et des formations courtes spécialisées, destinées à approfondir des compétences dans un domaine précis ou à acquérir de nouvelles qualifications. Ces programmes sont souvent conçus pour répondre aux besoins du marché du travail et peuvent inclure :

- **Certificats et Diplômes d'Université** : Programmes courts, axés sur des compétences spécifiques, souvent accessibles en formation continue.
- **Formations Professionnalisantes** : Destinées aux professionnels en activité souhaitant se perfectionner ou se reconvertir.
- **Programmes en Alternance** : Combinaison de périodes de formation universitaire et d'expérience professionnelle en entreprise.

Formation Continue et Apprentissage Tout au Long de la Vie

Les universités offrent également des programmes de formation continue, permettant aux professionnels de mettre à jour leurs compétences, d'acquérir de nouvelles connaissances ou de se préparer à de nouvelles responsabilités. Ces programmes sont flexibles et adaptés aux contraintes des adultes en activité :

- **Cours du Soir ou du Week-end** : Pour concilier études et travail.
- **Modules en Ligne** : Offrant une grande flexibilité géographique et temporelle.
- **Validation des Acquis de l'Expérience (VAE)** : Permettant de faire reconnaître officiellement les compétences acquises par l'expérience professionnelle.

Les Avantages de Poursuivre des Diplômes Universitaires

Renforcement des Compétences et des Connaissances

Les diplômes universitaires permettent d'approfondir les connaissances théoriques et pratiques dans un domaine spécifique. Ils offrent l'opportunité d'explorer des sujets avancés, de se familiariser avec les dernières recherches et innovations, et de développer des compétences techniques pointues.

Opportunités de Carrière et Avancement Professionnel

Un diplôme universitaire supérieur peut ouvrir la porte à des postes plus qualifiés, avec des responsabilités accrues et une rémunération plus élevée. Les employeurs valorisent les candidats ayant démontré un engagement envers leur développement professionnel et une capacité à maîtriser des connaissances complexes.

Réseau Professionnel et Collaborations

Étudier à l'université offre la possibilité de créer un réseau de contacts avec des professeurs, des chercheurs et des pairs partageant les mêmes intérêts. Ces relations peuvent être précieuses pour des collaborations futures, des opportunités d'emploi ou des conseils professionnels.

Développement Personnel

Au-delà des compétences techniques, les études universitaires favorisent le développement de compétences transversales essentielles :

- **Pensée Critique** : Capacité à analyser, évaluer et synthétiser l'information.
- **Résolution de Problèmes** : Aptitude à aborder des problèmes complexes de manière structurée.
- **Communication** : Maîtrise de la communication écrite et orale, essentielle dans le monde professionnel.
- **Autonomie et Gestion du Temps** : Capacité à gérer des projets de manière indépendante.

Choisir le Diplôme Universitaire Adapté à Vos Objectifs

Alignement avec Vos Aspirations Professionnelles

Il est essentiel de choisir un programme qui correspond à vos objectifs de carrière. Réfléchissez aux compétences spécifiques que vous souhaitez acquérir et à la manière dont elles vous aideront à progresser dans votre domaine.

Qualité et Réputation du Programme

Renseignez-vous sur la réputation de l'université et du programme envisagé :

- **Accréditations** : Assurez-vous que le programme est reconnu par les organismes compétents.
- **Classements** : Consultez les classements nationaux et internationaux.
- **Avis des Anciens Étudiants** : Leurs retours peuvent vous donner un aperçu précieux de la qualité de l'enseignement.

Modalités Pratiques

Considérez les aspects logistiques :

- **Format du Programme** : Présentiel, en ligne, hybride.
- **Durée des Études** : Temps plein ou temps partiel.
- **Coût et Financement** : Frais de scolarité, bourses, possibilités de financement.

Conditions d'Admission

Vérifiez les prérequis pour l'admission au programme :

- **Diplômes Précédents** : Certains programmes exigent un diplôme spécifique.
- **Expérience Professionnelle** : Pour les programmes professionnels, une expérience peut être requise.
- **Tests d'Admission** : Certains programmes demandent des tests spécifiques (ex. : GMAT, TOEFL).

Les Alternatives aux Diplômes Universitaires Classiques

Les MOOCs et Cours en Ligne

Les plateformes en ligne proposent une multitude de cours dispensés par des universités prestigieuses, accessibles à tous :

- **Flexibilité** : Apprenez à votre rythme.
- **Diversité des Sujets** : Du développement web à la psychologie en passant par le management.
- **Certificats** : Certains cours offrent des certificats vérifiés moyennant des frais.

Certifications Professionnelles

Des organismes professionnels proposent des certifications reconnues dans l'industrie, attestant de compétences spécifiques :

- **Reconnaissance Sectorielle** : Appréciées par les employeurs pour leur pertinence pratique.
- **Formation Continue** : Souvent nécessaires pour maintenir ou actualiser ses compétences.

Formations en Entreprise

Certaines entreprises offrent des programmes de formation internes ou financent des formations externes pour développer les compétences de leurs employés.

- **Certifications spécifiques** : soins palliatifs, éducation thérapeutique.

Dans le domaine de la santé, la formation continue et la spécialisation sont essentielles pour répondre aux besoins complexes des patients. Les certifications spécifiques, telles que celles en soins palliatifs et en éducation thérapeutique, offrent aux professionnels de santé l'opportunité d'approfondir leurs compétences et de fournir des soins de haute qualité. Ces certifications permettent non seulement d'enrichir les connaissances cliniques, mais aussi de développer des compétences relationnelles et pédagogiques indispensables pour accompagner les patients dans des situations souvent délicates.

L'Importance des Certifications Spécifiques

Professionnalisation et Expertise

Les certifications spécifiques attestent d'un niveau avancé de compétences dans un domaine particulier. Elles sont reconnues par les employeurs et les institutions de santé, et peuvent ouvrir des opportunités de carrière ou d'évolution professionnelle. Dans un contexte où les patients sont de plus en plus informés et exigeants, disposer de qualifications spécialisées est un atout majeur.

Amélioration de la Qualité des Soins

En acquérant des compétences spécialisées, les professionnels de santé sont mieux équipés pour répondre aux besoins complexes des patients. Cela conduit à une amélioration de la qualité des soins, à une meilleure satisfaction des patients et à une réduction des erreurs médicales.

Adaptation aux Évolutions du Système de Santé

Le système de santé évolue constamment, avec l'émergence de nouvelles pathologies, de technologies innovantes et de modèles de soins centrés sur le patient. Les certifications spécifiques permettent aux professionnels de rester à jour et de s'adapter aux changements.

Certification en Soins Palliatifs

Qu'est-ce que les Soins Palliatifs ?

Les soins palliatifs visent à améliorer la qualité de vie des patients atteints de maladies graves, évolutives ou terminales, en soulageant la douleur et les autres symptômes physiques, psychologiques et spirituels. Ils s'adressent non seulement au patient, mais aussi à sa famille, en offrant un soutien global.

Objectifs de la Certification

- **Approfondissement des Connaissances** : Compréhension des principes des soins palliatifs, des traitements de la douleur, des symptômes associés et des besoins psychologiques des patients.
- **Développement de Compétences Relationnelles** : Communication empathique, écoute active, soutien des patients et de leurs proches.
- **Maîtrise des Aspects Éthiques et Légaux** : Compréhension des droits des patients, des directives anticipées, et des questions liées à la fin de vie.

Contenu de la Formation

- **Physiopathologie de la Douleur** : Mécanismes de la douleur, évaluation et traitements pharmacologiques et non pharmacologiques.

- **Symptômes Fréquents en Soins Palliatifs** : Gestion des nausées, dyspnée, anxiété, dépression.
- **Communication en Soins Palliatifs** : Annoncer un diagnostic grave, accompagner le patient et sa famille, travail en équipe pluridisciplinaire.
- **Approches Thérapeutiques Complémentaires** : Techniques de relaxation, musicothérapie, art-thérapie.
- **Questions Éthiques** : Sédation palliative, obstination déraisonnable, respect de l'autonomie du patient.

Avantages pour les Professionnels

- **Expertise Reconnaissable** : Validation des compétences spécialisées en soins palliatifs.
- **Meilleure Prise en Charge des Patients** : Capacité à offrir des soins de qualité, adaptés aux besoins spécifiques des patients en fin de vie.
- **Opportunités Professionnelles** : Accès à des postes spécialisés, participation à des équipes mobiles de soins palliatifs, influence sur les politiques de soins.

Certification en Éducation Thérapeutique du Patient (ETP)

Qu'est-ce que l'Éducation Thérapeutique du Patient ?

L'ETP vise à aider les patients atteints de maladies chroniques à acquérir ou maintenir les compétences dont ils ont besoin pour gérer au mieux leur vie avec la maladie. Elle s'inscrit dans une démarche centrée sur le patient, favorisant son autonomie et sa participation active aux soins.

Objectifs de la Certification

- **Acquisition de Compétences Pédagogiques** : Élaboration de programmes éducatifs, animation de séances individuelles ou de groupe.
- **Compréhension des Principes de l'ETP** : Concepts fondamentaux, cadre législatif, intégration dans le parcours de soins.
- **Développement de Techniques d'Animation** : Utilisation d'outils adaptés, évaluation des besoins et des acquis du patient.

Contenu de la Formation

- **Bases Théoriques de l'ETP** : Modèles éducatifs, apprentissage chez l'adulte, motivation au changement.
- **Conception d'un Programme d'ETP** : Analyse des besoins, définition des objectifs, planification des interventions.
- **Techniques d'Animation** : Méthodes interactives, gestion de groupe, adaptation aux différents profils de patients.
- **Évaluation et Suivi** : Mesure des acquis, ajustement des programmes, coordination avec l'équipe soignante.
- **Aspects Réglementaires** : Certification des programmes d'ETP, obligations légales, financement.

Avantages pour les Professionnels

- **Amélioration de la Relation Patient-Soignant** : Renforcement de la communication, compréhension mutuelle, confiance.
- **Impact sur la Santé des Patients** : Meilleure adhésion aux traitements, gestion autonome de la maladie, amélioration de la qualité de vie.
- **Développement Professionnel** : Capacité à innover dans les pratiques, reconnaissance institutionnelle, participation à des projets interdisciplinaires.

Processus de Certification

Conditions d'Accès

- **Professionnels de Santé Diplômés** : Infirmiers, médecins, pharmaciens, kinésithérapeutes, psychologues.
- **Expérience Professionnelle** : Souvent requise, notamment une pratique clinique préalable dans le domaine concerné.
- **Motivation et Engagement** : Intérêt pour la spécialité, volonté d'approfondir ses compétences.Modalités de Formation
- **Programmes Universitaires** : Diplômes universitaires (DU), certificats interuniversitaires (CIU) proposés par les facultés de médecine et de sciences de la santé.
- **Formations Professionnelles** : Organismes agréés offrant des sessions de formation continue, parfois en collaboration avec les institutions de santé.
- **Formation à Distance** : Options d'e-learning pour une plus grande flexibilité, avec des modules en ligne et des sessions interactives.

Évaluation et Validation

- **Contrôle des Connaissances** : Examen écrit, études de cas, QCM.
- **Travaux Pratiques** : Mises en situation, simulations, stages pratiques.
- **Projet ou Mémoire** : Élaboration d'un travail personnel sur un sujet spécifique, avec présentation orale.

Impact sur la Pratique Clinique

Soins Personnalisés

Les certifications en soins palliatifs et en éducation thérapeutique permettent aux professionnels de fournir des soins centrés sur le patient, en tenant compte de ses besoins physiques, psychologiques, sociaux et spirituels.

Collaboration Interdisciplinaire

Ces formations encouragent le travail en équipe, la coordination entre les différents acteurs de soins, et favorisent une approche globale du patient.

Innovation et Recherche

Les professionnels certifiés sont souvent impliqués dans des projets de recherche, contribuant à l'avancement des connaissances et à l'amélioration des pratiques.

Témoignages de Professionnels Certifiés

Infirmière en Soins Palliatifs

"Obtenir ma certification en soins palliatifs a transformé ma pratique. J'ai appris à accompagner les patients et leurs familles avec plus d'empathie et de compétence, en abordant des sujets difficiles avec sensibilité. Cela m'a également permis de rejoindre une équipe dédiée, où nous travaillons ensemble pour offrir les meilleurs soins possibles. »

Pharmacien en Éducation Thérapeutique

"La formation en éducation thérapeutique m'a ouvert de nouvelles perspectives. J'ai pu développer des ateliers pour aider les patients diabétiques à mieux gérer leur traitement, ce qui a eu un impact positif sur leur adhésion et leur qualité de vie. Cette certification a enrichi mon rôle et m'a donné une réelle satisfaction professionnelle."

Perspectives d'Avenir

Évolution des Besoins de Santé

Avec le vieillissement de la population et l'augmentation des maladies chroniques, les besoins en professionnels spécialisés en soins palliatifs et en éducation thérapeutique sont en constante progression.

Politiques de Santé Publique

Les autorités sanitaires encouragent le développement de l'ETP et l'amélioration de la prise en charge en fin de vie, reconnaissant l'importance de ces approches pour la qualité des soins.

Opportunités de Carrière

Les certifications spécifiques ouvrent la voie à des postes de coordination, de formation, de recherche, et à des responsabilités accrues au sein des établissements de santé.

Opportunités de carrière

- **Évolution vers des postes de référent** : responsabilité accrue.

Dans le monde professionnel en constante évolution, l'acquisition de compétences et le développement personnel sont essentiels pour progresser dans sa carrière. L'une des voies d'évolution consiste à accéder à des postes de référent, où la responsabilité est accrue et où l'on joue un rôle clé dans le fonctionnement et la réussite de l'organisation. Cet article explore en profondeur ce qu'implique l'évolution vers un poste de référent, les responsabilités qui y sont associées, les compétences nécessaires et les bénéfices tant pour l'individu que pour l'entreprise.

Comprendre le Rôle de Référent

Qu'est-ce qu'un Référent ?

Un référent est un professionnel reconnu pour son expertise dans un domaine spécifique au sein d'une organisation. Il sert de point de contact et de conseil pour ses collègues, facilite la diffusion des connaissances et contribue à l'amélioration des pratiques professionnelles. Le référent joue un rôle central dans la formation, le soutien et le développement des compétences de l'équipe.

Domaines d'Expertise

Les référents peuvent être présents dans divers domaines, tels que :

- **Technique** : Spécialistes en technologies spécifiques, ingénierie, informatique.
- **Clinique** : Dans le secteur de la santé, référents en soins infirmiers, en pratiques médicales spécialisées.
- **Qualité et Sécurité** : Experts en procédures de qualité, normes réglementaires, sécurité au travail.
- **Formation** : Responsables de la formation continue, développement des compétences du personnel.

Responsabilités Accrues du Référent

Leadership et Encadrement

Le référent assume un rôle de leader informel, guidant ses collègues et partageant son expertise. Il peut être sollicité pour :

- **Superviser des Projets** : Prendre en charge des initiatives spécifiques, coordonner les efforts de l'équipe.
- **Mentorat** : Accompagner les nouveaux employés, faciliter leur intégration et leur apprentissage.
- **Prise de Décision** : Participer aux décisions stratégiques liées à son domaine d'expertise.

Transmission des Connaissances

Une des principales responsabilités du référent est de favoriser le partage des connaissances :

- **Formations Internes** : Organiser et animer des sessions de formation pour le personnel.
- **Développement de Ressources** : Créer des guides, des procédures, des supports pédagogiques.
- **Veille Technologique et Réglementaire** : Se tenir informé des évolutions et mettre à jour les pratiques en conséquence.

Garant de la Qualité

Le référent s'assure que les standards de qualité sont maintenus :

- **Mise en Œuvre des Protocoles** : Veiller au respect des procédures établies.
- **Audit et Évaluation** : Participer à l'évaluation des pratiques, identifier les axes d'amélioration.
- **Gestion des Non-Conformités** : Identifier les problèmes, proposer des solutions correctives.

Interface avec la Direction

Le référent sert de lien entre le terrain et la direction :

- **Communication** : Transmettre les besoins et les suggestions de l'équipe à la hiérarchie.
- **Participation aux Réunions Stratégiques** : Apporter une expertise lors de l'élaboration des plans d'action.
- **Représentation** : Agir en tant que représentant de son service ou de son domaine lors d'événements internes ou externes.

Les Compétences Nécessaires pour Devenir Référent

Expertise Technique

- **Maîtrise du Domaine** : Connaissance approfondie des techniques, des outils et des méthodologies spécifiques.
- **Expérience Pratique** : Plusieurs années d'expérience, démontrant une capacité à appliquer les connaissances de manière efficace.

Compétences Relationnelles

- **Communication** : Capacité à expliquer des concepts complexes de manière claire et accessible.
- **Écoute Active** : Comprendre les besoins et les préoccupations des collègues.
- **Empathie** : Sensibilité aux défis rencontrés par l'équipe, aptitude à offrir un soutien approprié.

Leadership

- **Influence Positive** : Inspirer confiance et respect, motiver les autres à atteindre leurs objectifs.
- **Gestion du Changement** : Aider l'équipe à s'adapter aux nouvelles procédures ou technologies.
- **Résolution de Conflits** : Gérer les désaccords de manière constructive.

Organisation et Gestion du Temps

- **Priorisation** : Capacité à gérer plusieurs responsabilités simultanément.
- **Planification** : Élaboration de programmes de formation, coordination des projets.
- **Suivi et Évaluation** : Mesurer l'efficacité des actions mises en place, ajuster si nécessaire.

Engagement envers l'Amélioration Continue

- **Auto-Formation** : Volonté d'apprendre en permanence, de se perfectionner.
- **Innovation** : Proposer de nouvelles idées pour améliorer les processus.
- **Adaptabilité** : S'ajuster rapidement aux changements dans l'environnement professionnel.

Le Chemin vers le Poste de Référent

Auto-Évaluation et Développement Personnel

- **Identifier ses Forces** : Reconnaître les domaines où l'on excelle et où l'on peut apporter une valeur ajoutée.
- **Formations Complémentaires** : Suivre des formations pour renforcer ses compétences, obtenir des certifications.

- **Fixer des Objectifs** : Définir des étapes claires pour atteindre le poste souhaité.

Implication au Sein de l'Organisation

- **Participation Active** : S'engager dans des projets transversaux, des comités, des groupes de travail.
- **Partager ses Connaissances** : Offrir spontanément son aide, animer des ateliers informels.
- **Visibilité** : Communiquer sur ses réalisations, se faire connaître auprès de la direction.

Recherche de Mentorat

- **Trouver un Mentor** : Bénéficier de l'expérience d'un professionnel déjà en poste de référent ou de manager.
- **Feedback Constructif** : Solliciter des retours sur ses performances, identifier les points à améliorer.
- **Réseautage** : Établir des relations avec des collègues d'autres départements ou organisations.

Préparation aux Nouvelles Responsabilités

- **Gestion du Stress** : Apprendre à gérer la pression liée à des responsabilités accrues.
- **Éthique Professionnelle** : Maintenir un haut niveau d'intégrité et de professionnalisme.
- **Flexibilité** : Être prêt à ajuster ses méthodes en fonction des besoins de l'équipe et de l'organisation.

Les Bénéfices et les Défis du Poste de Référent

Bénéfices

- **Reconnaissance Professionnelle** : Valorisation de l'expertise et des contributions individuelles.
- **Évolution de Carrière** : Accès à de nouvelles opportunités, potentiel d'avancement vers des postes de management.
- **Impact Positif** : Possibilité de contribuer significativement au développement des collègues et à la réussite de l'organisation.
- **Développement Personnel** : Enrichissement des compétences, épanouissement professionnel.

Défis

- **Charge de Travail Accrue** : Nécessité de concilier les responsabilités de référent avec ses propres tâches.
- **Gestion des Relations** : Naviguer entre différents styles de travail, gérer les résistances au changement.
- **Pression pour les Résultats** : Attentes élevées en matière de performance et de résolution de problèmes.
- **Équilibre Vie Professionnelle/Vie Personnelle** : Risque de surcharge pouvant affecter l'équilibre personnel.

Stratégies pour Réussir en Tant que Référent

Établir des Priorités Claires

- **Planification Efficace** : Utiliser des outils de gestion du temps pour organiser ses tâches.

- **Définir des Objectifs Réalistes** : Se concentrer sur les actions à fort impact.

Cultiver une Communication Ouverte

- **Transparence** : Partager les informations de manière honnête et claire.
- **Feedback Régulier** : Donner et recevoir des retours constructifs.

Favoriser la Collaboration

- **Esprit d'Équipe** : Encourager le travail collaboratif, valoriser les contributions de chacun.
- **Résolution Collective de Problèmes** : Impliquer l'équipe dans la recherche de solutions.

Investir dans sa Formation Continue

- **Veille Professionnelle** : Se tenir informé des dernières tendances et innovations.
- **Participer à des Conférences et Ateliers** : Élargir son réseau et ses connaissances.

L'Impact sur l'Organisation

Amélioration de la Performance Globale

- **Optimisation des Processus** : Mise en place de meilleures pratiques, réduction des inefficacités.
- **Innovation** : Introduction de nouvelles idées et méthodes, stimulant la croissance.

Renforcement de la Cohésion d'Équipe

- **Formation et Développement** : Élévation du niveau de compétences au sein de l'équipe.
- **Engagement du Personnel** : Augmentation de la motivation et de la satisfaction au travail.

Adaptabilité et Résilience

- **Gestion du Changement** : Facilitation de la transition lors de l'introduction de nouvelles technologies ou procédures.
- **Préparation aux Défis Futurs** : Anticipation des besoins, préparation de l'organisation aux évolutions du marché.

Témoignages et Expériences Réelles

Témoignage d'un Référent en Santé

"En tant qu'infirmier référent, j'ai pu constater l'impact direct de mon rôle sur la qualité des soins prodigués aux patients. Transmettre mes connaissances à mes collègues et les voir gagner en confiance et en compétence est extrêmement gratifiant. Cela demande un investissement personnel important, mais les résultats en valent la peine."

Expérience d'un Référent Technique

"Devenir référent technique m'a permis de participer à des projets stratégiques passionnants. J'ai appris à gérer des équipes multidisciplinaires et à naviguer dans des situations complexes. Les défis sont nombreux, mais ils m'ont permis de grandir professionnellement et de contribuer significativement à l'entreprise."

- **Participation à des projets de recherche** : contribution à l'avancement de la pratique.

La participation à des projets de recherche représente une opportunité précieuse pour les professionnels de tous les domaines, en particulier dans les secteurs de la santé, de l'éducation et des sciences sociales. Elle permet non seulement d'enrichir les connaissances individuelles, mais aussi de contribuer de manière significative à l'avancement des pratiques professionnelles. Cet engagement favorise l'innovation, améliore la qualité des services offerts et renforce la crédibilité des professionnels impliqués. Cet article explore en profondeur les raisons pour lesquelles la participation à des projets de recherche est essentielle et comment elle influence positivement la pratique.

L'Importance de la Recherche dans la Pratique Professionnelle

Renforcement des Connaissances et des Compétences

Participer à des projets de recherche offre aux professionnels l'occasion d'approfondir leurs connaissances dans leur domaine d'expertise. Ils peuvent se familiariser avec les dernières théories, méthodes et technologies, ce qui les aide à rester à la pointe de leur discipline. De plus, la recherche développe des compétences transversales telles que la pensée critique, la résolution de problèmes complexes et l'analyse de données.

Innovation et Amélioration des Pratiques

La recherche est le moteur de l'innovation. En participant à des projets de recherche, les professionnels contribuent à la découverte de nouvelles approches, de techniques améliorées et de solutions novatrices aux défis existants. Cela conduit à une amélioration continue des pratiques, à une efficacité accrue et à une meilleure satisfaction des bénéficiaires des services.

Évidence Scientifique pour les Décisions

Les décisions basées sur des preuves sont essentielles pour garantir l'efficacité et la pertinence des interventions. La participation à la recherche permet aux professionnels de générer des données fiables et de contribuer à l'élaboration de directives et de protocoles fondés sur des preuves scientifiques solides.

Avantages pour les Professionnels Participants

Développement Professionnel Continu

S'engager dans la recherche est une forme d'apprentissage continu. Les professionnels restent informés des avancées scientifiques, ce qui enrichit leur pratique quotidienne. Ils acquièrent de nouvelles compétences, telles que la rédaction scientifique, la méthodologie de recherche et la communication des résultats.

Renforcement du Réseau Professionnel

La recherche favorise la collaboration entre professionnels de différents horizons. Participer à des projets de recherche permet de créer des liens avec des collègues, des universitaires et des experts, élargissant ainsi son réseau professionnel. Ces relations peuvent ouvrir des opportunités pour de futures collaborations ou évolutions de carrière.

Reconnaissance et Crédibilité

La contribution à la recherche peut accroître la visibilité et la reconnaissance d'un professionnel dans son domaine. Publier des articles, présenter des résultats lors de conférences ou recevoir des récompenses renforce la crédibilité et peut mener à des positions de leadership au sein de la profession.

Impact sur l'Avancement de la Pratique

Amélioration de la Qualité des Soins et des Services

Les résultats de recherche peuvent être directement appliqués pour améliorer la qualité des soins aux patients, l'efficacité des interventions éducatives ou la pertinence des politiques sociales. Les professionnels impliqués dans la recherche sont en mesure de mettre en œuvre rapidement les innovations dans leur pratique.

Élaboration de Politiques et de Normes

Les données issues de la recherche sont essentielles pour informer les décideurs politiques et les organismes de réglementation. Les professionnels qui participent à la recherche contribuent à façonner les politiques et les normes qui régissent leur domaine, assurant qu'elles sont réalistes et fondées sur des preuves.

Formation des Futurs Professionnels

En participant à des projets de recherche, les professionnels peuvent également jouer un rôle dans la formation des étudiants et des nouveaux entrants dans la profession. Ils transmettent non seulement des connaissances théoriques, mais aussi une culture de l'innovation et de l'amélioration continue.

Comment Participer à des Projets de Recherche

Collaboration avec des Institutions Académiques

Les universités et les centres de recherche sont souvent à la recherche de professionnels de terrain pour collaborer sur des projets. Ces partenariats peuvent prendre la forme de corecherche, d'encadrement d'étudiants ou de participation à des comités consultatifs.

Intégration de la Recherche dans la Pratique

Les professionnels peuvent initier des projets de recherche au sein de leur propre organisation. Cela peut inclure des études de cas, des audits cliniques, des évaluations de programmes ou des projets d'amélioration de la qualité.

Participation à des Réseaux de Recherche

Rejoindre des associations professionnelles, des groupes de recherche ou des consortiums permet d'accéder à des opportunités de projets collaboratifs. Ces réseaux facilitent le partage d'idées, de ressources et d'expertises.

Exemples Concrets d'Impact de la Participation à la Recherche

Secteur de la Santé

Dans le domaine médical, la participation des infirmières à la recherche a conduit au développement de pratiques infirmières avancées, améliorant les soins aux patients. Par exemple, des études sur la prévention des infections nosocomiales ont permis de mettre en place des protocoles efficaces, réduisant significativement les taux d'infection.

Éducation

Les enseignants impliqués dans la recherche pédagogique ont pu expérimenter de nouvelles méthodes d'enseignement, favorisant l'engagement des élèves et améliorant les résultats scolaires. Leurs travaux ont contribué à l'élaboration de curriculums plus adaptés aux besoins des apprenants.

Sciences Sociales

Les travailleurs sociaux participant à des projets de recherche ont aidé à identifier les facteurs influençant le bien-être des communautés vulnérables. Leurs contributions ont guidé la mise en place de programmes sociaux plus efficaces et mieux ciblés.

Défis et Solutions dans la Participation à la Recherche

Gestion du Temps

L'un des principaux défis pour les professionnels est de concilier les responsabilités quotidiennes avec les exigences d'un projet de recherche. Pour y faire face, il est important de :

- **Planifier Efficacement** : Établir un calendrier réaliste, en tenant compte des contraintes professionnelles.
- **Obtenir le Soutien de l'Organisation** : Négocier du temps dédié à la recherche, soulignant les bénéfices pour l'organisation.
- **Collaborer en Équipe** : Répartir les tâches entre les membres du projet pour alléger la charge individuelle.

Manque de Compétences en Recherche

Tous les professionnels n'ont pas une formation en méthodologie de recherche. Des solutions incluent :

- **Formations Complémentaires** : Suivre des cours ou des ateliers sur les méthodes de recherche.
- **Mentorat** : Travailler avec des chercheurs expérimentés qui peuvent fournir des conseils et du soutien.
- **Utilisation de Ressources** : S'appuyer sur des guides, des logiciels et des outils développés pour faciliter la recherche.

Accès au Financement

Le financement peut être un obstacle, mais des options existent :

- **Subventions et Bourses** : Postuler à des financements proposés par des organismes publics, des fondations ou des institutions académiques.
- **Projets Internes** : Négocier des fonds au sein de son organisation pour des projets alignés sur les objectifs stratégiques.
- **Partenariats** : Collaborer avec d'autres organisations pour partager les coûts.

Rôle de l'aide-soignant dans le futur de la maternité-gynécologie

- **Innovation technologique** : adaptation aux nouvelles méthodes de soins.

L'innovation technologique est devenue un pilier essentiel dans le domaine de la santé, transformant radicalement la manière dont les soins sont prodigués, gérés et reçus. L'intégration des nouvelles technologies dans les pratiques médicales offre des opportunités sans précédent pour améliorer la qualité des soins, augmenter l'efficacité des systèmes de santé et personnaliser les traitements. Cependant, cette révolution technologique nécessite une adaptation constante de la part des professionnels de santé, des patients et des structures médicales. Cet article explore en profondeur comment l'innovation technologique modifie les méthodes de soins et comment les acteurs du secteur s'adaptent à ces changements.

L'Impact des Technologies de Pointe sur les Soins de Santé

Digitalisation et Informatique Médicale

La digitalisation a permis une transformation majeure des données de santé. Les dossiers médicaux électroniques (DME) facilitent l'accès aux informations patient, améliorent la coordination des soins et réduisent les erreurs médicales.

- **Dossiers Médicaux Électroniques (DME)** : Centralisation des données, accessibilité pour les différents professionnels impliqués dans le parcours de soins.
- **Télémédecine** : Consultations à distance, suivi des patients chroniques, réduction des déplacements inutiles.
- **Big Data et Analyse Prédictive** : Utilisation des données massives pour identifier les tendances, prévoir les épidémies et personnaliser les traitements.

Intelligence Artificielle et Apprentissage Automatique

L'intelligence artificielle (IA) joue un rôle croissant dans le diagnostic, le traitement et la gestion des patients.

- **Diagnostic Assisté par IA** : Analyse d'images médicales (radiographies, IRM, scanners) pour détecter précocement les anomalies.
- **Planification des Traitements** : Algorithmes permettant de déterminer les protocoles thérapeutiques les plus efficaces.
- **Assistants Virtuels** : Robots conversationnels aidant les patients dans la gestion de leur santé quotidienne.

Technologies Portables et Objets Connectés

Les dispositifs portables et les objets connectés révolutionnent le suivi de la santé.

- **Montres Connectées et Capteurs** : Surveillance en temps réel des paramètres vitaux (fréquence cardiaque, tension artérielle, taux de glucose).
- **Applications de Santé Mobile (m-santé)** : Outils pour le suivi des traitements, rappels de médication, programmes d'exercices personnalisés.
- **Télémonitoring** : Suivi à distance des patients, permettant une intervention rapide en cas de détection d'anomalies.

Robotique et Chirurgie Assistée

La robotique améliore la précision et l'efficacité des interventions chirurgicales.

- **Chirurgie Robotique** : Interventions moins invasives, récupération plus rapide, réduction des complications.
- **Rééducation Assistée par Robots** : Aide à la mobilité pour les patients en réadaptation, programmes de rééducation personnalisés.
- **Robots Compagnons** : Soutien aux personnes âgées ou isolées, assistance dans les tâches quotidiennes.

Réalité Virtuelle et Augmentée

Ces technologies offrent de nouvelles possibilités pour la formation et le traitement.

- **Formation Médicale** : Simulations immersives pour l'apprentissage des gestes chirurgicaux, scénarios cliniques interactifs.

- **Gestion de la Douleur** : Utilisation de la réalité virtuelle pour distraire les patients pendant les procédures douloureuses.
- **Rééducation Cognitive** : Programmes interactifs pour les patients atteints de troubles neurologiques.

Les Défis de l'Adaptation aux Nouvelles Technologies

Formation des Professionnels de Santé

L'adoption des nouvelles technologies nécessite une mise à jour des compétences.

- **Programmes de Formation Continue** : Intégration des technologies numériques dans les cursus de formation.
- **Accompagnement au Changement** : Soutien aux professionnels pour l'appropriation des nouveaux outils.
- **Compétences Numériques** : Développement des compétences en informatique, en analyse de données et en gestion des technologies de l'information.

Sécurité et Confidentialité des Données

La digitalisation des données de santé soulève des préoccupations en matière de sécurité.

- **Protection des Données Personnelles** : Conformité aux réglementations comme le RGPD, mise en place de protocoles de sécurité renforcés.
- **Cybercriminalité** : Prévention des cyberattaques, sensibilisation aux risques, solutions de cybersécurité.
- **Consentement et Éthique** : Respect des droits des patients, transparence dans l'utilisation des données.

Inégalités d'Accès aux Technologies

Tous les patients n'ont pas un accès égal aux nouvelles technologies.

- **Fracture Numérique** : Différences d'accès en fonction de l'âge, du niveau socio-économique, de la localisation géographique.
- **Éducation des Patients** : Programmes pour améliorer la littératie numérique et de santé.
- **Solutions Inclusives** : Développement de technologies accessibles et adaptées aux besoins de tous les patients.

Intégration des Technologies dans les Systèmes de Santé

L'implémentation des technologies doit être cohérente avec les structures existantes.

- **Interopérabilité** : Capacité des systèmes à échanger et utiliser les informations de manière transparente.
- **Gestion du Changement Organisationnel** : Adaptation des processus internes, implication des parties prenantes.
- **Investissements Financiers** : Coûts d'acquisition, de maintenance et de mise à jour des technologies.

Bénéfices pour les Patients et les Professionnels

Amélioration de la Qualité des Soins

Les technologies permettent une prise en charge plus précise et efficace.

- **Diagnostics Précoces et Précis** : Détection rapide des maladies, interventions plus efficaces.

- **Personnalisation des Traitements** : Adaptation des protocoles en fonction des caractéristiques individuelles.
- **Suivi Continu** : Surveillance en temps réel, ajustement des traitements en fonction de l'évolution.

Empowerment des Patients

Les patients deviennent acteurs de leur santé.

- **Accès à l'Information** : Portails patients, dossiers médicaux en ligne.
- **Autogestion des Soins** : Applications pour le suivi des symptômes, des médications, des habitudes de vie.
- **Communication Facilitée** : Interactions plus simples avec les professionnels de santé via les plateformes numériques.

Efficacité Opérationnelle

Optimisation des ressources et des processus.

- **Réduction des Temps d'Attente** : Prises de rendez-vous en ligne, triage automatisé.
- **Gestion des Flux de Patients** : Systèmes intelligents pour la planification et la coordination des soins.
- **Diminution des Coûts** : Prévention des hospitalisations inutiles, gestion optimisée des stocks et des équipements.

Exemples Concrets d'Innovation Technologique en Santé

Téléconsultations pendant la Pandémie de COVID-19

- **Continuité des Soins** : Maintien des consultations malgré les restrictions de déplacement.
- **Élargissement de l'Accès** : Possibilité pour les patients éloignés ou isolés de consulter un professionnel.
- **Adoption Massive** : Accélération de l'acceptation de la télémédecine par les patients et les professionnels.

Utilisation de l'IA dans le Diagnostic du Cancer

- **Analyse d'Images** : Identification de lésions suspectes sur les mammographies, les scanners pulmonaires.
- **Précision Accrue** : Taux de détection amélioré, réduction des faux positifs et des faux négatifs.
- **Support à la Décision Clinique** : Aide les médecins à interpréter les résultats complexes.

Applications Mobiles pour le Suivi du Diabète

- **Surveillance Glycémique** : Capteurs connectés, alertes en cas de niveaux anormaux.
- **Éducation Thérapeutique** : Conseils personnalisés, gestion de l'alimentation et de l'activité physique.
- **Engagement du Patient** : Motivation à suivre le traitement, partage des données avec les professionnels.

Perspectives Futures et Innovations Émergentes

Médecine Personnalisée et Génétique

- **Séquençage du Génome** : Compréhension des prédispositions génétiques, adaptation des traitements.
- **Thérapies Ciblées** : Médicaments conçus pour des mutations spécifiques.
- **Prévention Personnalisée** : Programmes de dépistage et de prévention adaptés.

Nanotechnologies en Médecine

- **Nanorobots** : Administration ciblée de médicaments, interventions à l'échelle moléculaire.
- **Diagnostics Avancés** : Capteurs nano pour détecter des biomarqueurs à de très faibles concentrations.
- **Réparation Tissulaire** : Matériaux nanostructurés pour la régénération des tissus.

Biotechnologies et Ingénierie Tissulaire

- **Impression 3D d'Organes** : Création de structures biologiques pour les greffes.
- **Prothèses Intelligentes** : Membres artificiels contrôlés par la pensée, intégration avec le système nerveux.
- **Thérapie Cellulaire** : Utilisation de cellules souches pour traiter des maladies dégénératives.

Adaptation des Professionnels de Santé aux Nouvelles Méthodes

Formation Initiale et Continue

- **Mise à Jour des Programmes** : Inclusion des technologies numériques et de l'IA dans les cursus.
- **Apprentissage Tout au Long de la Vie** : Formations régulières pour suivre les évolutions technologiques.
- **Compétences Transversales** : Développement de compétences en gestion du changement, en éthique numérique.

Collaboration Interdisciplinaire

- **Travail en Équipe** : Collaboration entre médecins, ingénieurs, informaticiens, designers.
- **Approche Centrée sur le Patient** : Intégration des besoins et des préférences des patients dans le développement des technologies.
- **Partage des Connaissances** : Participation à des réseaux professionnels, conférences, publications.

Réflexion Éthique et Humaine

- **Humanisation des Soins** : Veiller à ce que la technologie ne remplace pas la relation soignant-patient.
- **Équité d'Accès** : S'assurer que les innovations bénéficient à tous, indépendamment des ressources.
- **Responsabilité Professionnelle** : Compréhension des implications légales et déontologiques de l'utilisation des technologies.

- **Approche centrée sur la patiente** : importance croissante de l'expérience patient.

Dans le paysage actuel des soins de santé, l'approche centrée sur la patiente a émergé comme un pilier fondamental pour améliorer la qualité des soins et la satisfaction des patientes. Cette approche met l'accent sur la prise en compte des besoins, des préférences et des valeurs individuelles de chaque patiente, en les intégrant activement dans le processus de décision concernant leur santé. L'importance croissante de l'expérience patient reflète une reconnaissance accrue du fait que les soins de santé ne se limitent pas à traiter une maladie, mais englobent également le bien-être émotionnel, psychologique et social de la personne. Cet article explore en profondeur les principes de l'approche centrée sur la patiente, ses bénéfices, les défis rencontrés et les stratégies pour la mettre en œuvre efficacement.

Comprendre l'Approche Centrée sur la Patiente

Définition et Principes Fondamentaux

L'approche centrée sur la patiente est une philosophie de soins qui place la patiente au cœur de toutes les décisions et actions. Elle repose sur plusieurs principes clés :

- **Respect de la Personne** : Reconnaître et valoriser l'individualité de chaque patiente, en respectant ses valeurs, croyances et préférences.
- **Participation Active** : Encourager la patiente à être impliquée dans son propre soin, en la considérant comme une partenaire dans le processus de guérison.
- **Communication Ouverte** : Établir un dialogue transparent et empathique, où les informations sont partagées de manière claire et compréhensible.

- **Coordination des Soins** : Assurer une continuité et une cohérence dans les soins, en intégrant les différents professionnels de santé impliqués.
- **Confort Émotionnel et Physique** : Prendre en compte les besoins émotionnels, psychologiques et physiques pour offrir un environnement de soin holistique.

Importance de l'Expérience Patient

L'expérience patient englobe toutes les interactions que la patiente a avec le système de santé, y compris les soins cliniques, le support émotionnel, la communication et l'environnement physique. Une expérience positive peut influencer favorablement les résultats de santé, la satisfaction globale et la confiance dans les professionnels de santé.

Bénéfices de l'Approche Centrée sur la Patiente

Amélioration de la Qualité des Soins

- **Meilleurs Résultats Cliniques** : Les patientes impliquées activement dans leurs soins ont tendance à suivre plus fidèlement les traitements, à signaler plus rapidement les symptômes et à adopter des comportements favorables à la santé.
- **Réduction des Erreurs Médicales** : Une communication ouverte réduit les risques de malentendus et d'erreurs, en assurant que les patientes comprennent les instructions et que les soignants sont au courant des préoccupations de la patiente.

Satisfaction Accrue des Patientes

- **Confiance Renforcée** : Une relation basée sur le respect et l'écoute favorise la confiance entre la patiente et les professionnels de santé.
- **Expérience Positive** : Les patientes se sentent valorisées et respectées, ce qui améliore leur perception globale du système de santé.

Efficacité du Système de Santé

- **Optimisation des Ressources** : Des patientes satisfaites sont moins susceptibles de changer de prestataire, ce qui réduit les coûts liés à la duplication des tests ou des traitements.
- **Réduction des Plaintes et Litiges** : Une meilleure communication diminue les malentendus et les insatisfactions pouvant conduire à des plaintes.

Mise en Œuvre de l'Approche Centrée sur la Patiente

Communication Efficace

- **Écoute Active** : Prêter une attention complète à la patiente, sans interruption, pour comprendre ses préoccupations.
- **Langage Clair** : Utiliser des termes compréhensibles, éviter le jargon médical, vérifier la compréhension de la patiente.
- **Empathie** : Montrer de la compassion, reconnaître les émotions et les inquiétudes de la patiente.

Participation de la Patiente

- **Partage de Décision** : Impliquer la patiente dans le choix des traitements, en expliquant les options disponibles, les avantages et les risques.
- **Autonomisation** : Fournir des informations et des ressources pour aider la patiente à gérer sa santé de manière proactive.
- **Feedback** : Encourager la patiente à donner son avis sur les soins reçus, pour améliorer les pratiques.

Environnement de Soin Accueillant

- **Confidentialité et Intimité** : Assurer que la patiente se sente en sécurité pour partager des informations personnelles.
- **Confort Physique** : Veiller à ce que l'environnement soit propre, confortable et adapté aux besoins spécifiques (mobilité réduite, sensibilité sensorielle).
- **Support Émotionnel** : Offrir un soutien psychologique, éventuellement en impliquant des professionnels spécialisés (psychologues, travailleurs sociaux).

Coordination et Continuité des Soins

- **Équipe Pluridisciplinaire** : Collaborer avec différents professionnels de santé pour une prise en charge globale.
- **Transitions Fluides** : Faciliter les transitions entre les différents services ou niveaux de soins, en partageant les informations pertinentes.
- **Plan de Soins Personnalisé** : Élaborer un plan adapté aux besoins et aux préférences de la patiente, en tenant compte de son contexte de vie.

Défis et Obstacles

Contraintes de Temps

Les consultations médicales sont souvent limitées en temps, ce qui peut rendre difficile l'établissement d'une relation approfondie avec la patiente.

- **Solution** : Optimiser le temps en se concentrant sur les priorités de la patiente, utiliser des outils comme les questionnaires pré-consultation.

Manque de Formation

Tous les professionnels de santé ne sont pas formés aux compétences communicationnelles et relationnelles nécessaires.

- **Solution** : Intégrer des formations sur l'approche centrée sur la patiente dans les cursus médicaux et les programmes de formation continue.

Systèmes de Santé Complexes

Les structures organisationnelles peuvent entraver la coordination des soins et la communication efficace.

- **Solution** : Développer des systèmes d'information intégrés, promouvoir la collaboration interprofessionnelle.

Diversité Culturelle et Linguistique

Les différences culturelles et linguistiques peuvent créer des barrières à la compréhension et à la participation de la patiente.

- **Solution** : Faire appel à des interprètes professionnels, développer des compétences culturelles, adapter les communications aux contextes spécifiques.

Cas Pratiques et Témoignages

Exemple d'une Prise en Charge Réussie

Marie, 45 ans, diagnostiquée avec un cancer du sein, a bénéficié d'une approche centrée sur la patiente :

- **Participation aux Décisions** : Les médecins ont expliqué clairement les options de traitement, en discutant des effets secondaires et de l'impact sur sa qualité de vie.
- **Soutien Émotionnel** : Une psychologue a été mise à disposition pour l'aider à gérer l'anxiété et le stress.
- **Coordination des Soins** : Son dossier a été partagé entre les différents spécialistes (oncologue, chirurgien, radiothérapeute) pour assurer une cohérence dans les traitements.
- **Résultat** : Marie a exprimé sa satisfaction quant aux soins reçus, se sentant soutenue et respectée tout au long de son parcours.

Témoignage d'une Professionnelle de Santé

Sophie, infirmière en hôpital :

"Depuis que nous avons mis en place l'approche centrée sur la patiente, j'ai remarqué une différence significative dans la manière dont les patientes interagissent avec nous. Elles sont plus ouvertes, posent plus de questions et semblent plus confiantes dans les soins qu'elles reçoivent. Cela rend mon travail plus gratifiant, car je sens que je fais une réelle différence dans leur vie."

L'Importance Croissante de l'Expérience Patient

Mesure de l'Expérience Patient

Les établissements de santé intègrent de plus en plus la mesure de l'expérience patient dans leurs indicateurs de performance :

- **Enquêtes de Satisfaction** : Collecte systématique des retours des patientes sur différents aspects des soins.
- **Groupes de Discussion** : Réunions avec des patientes pour approfondir les sujets importants.
- **Indicateurs Qualitatifs** : Analyse des commentaires, des plaintes et des suggestions pour identifier les domaines d'amélioration.

Influence sur la Qualité et la Sécurité des Soins

- **Identifi cation des Problèmes** : Les retours des patientes peuvent révéler des problèmes non détectés par les indicateurs cliniques.
- **Amélioration Continue** : Utilisation des retours pour ajuster les pratiques, les protocoles et les formations.
- **Engagement des Patientes** : Les patientes qui ont une expérience positive sont plus susceptibles de participer activement à leurs soins, ce qui peut améliorer les résultats de santé.

Impact Économique

- **Fidélisation** : Une bonne expérience patient encourage les patientes à revenir dans le même établissement pour de futurs soins.
- **Réputation** : Les patientes satisfaites sont plus susceptibles de recommander l'établissement à d'autres, influençant positivement la notoriété.

- **Réduction des Coûts** : Moins de plaintes, de litiges et d'événements indésirables peuvent réduire les coûts associés aux soins de santé.

Perspectives Futures

Technologie et Expérience Patient

- **Dossiers Médicaux Électroniques** : Faciliter l'accès de la patiente à ses informations de santé.
- **Applications Mobiles** : Offrir des outils pour le suivi des traitements, la prise de rendez-vous, l'éducation à la santé.
- **Télémédecine** : Permettre des consultations à distance, améliorer l'accessibilité des soins.

Formation des Professionnels de Santé

- **Compétences Communicationnelles** : Intégrer davantage de formation sur l'écoute active, l'empathie et la communication interculturelle.
- **Approche Interdisciplinaire** : Favoriser le travail en équipe pour une prise en charge globale de la patiente.
- **Sensibilisation aux Biais** : Travailler sur la reconnaissance et la gestion des biais inconscients pouvant affecter la relation avec la patiente.

Politiques de Santé

- **Normes et Accréditations** : Intégrer l'expérience patient dans les critères d'accréditation des établissements de santé.
- **Financement Basé sur la Qualité** : Encourager les pratiques centrées sur la patiente en liant le financement à la satisfaction des patientes.

- **Recherche et Innovation** : Soutenir les études sur l'impact de l'approche centrée sur la patiente, développer de nouvelles méthodes et outils.

www.ingramcontent.com/pod-product-compliance
Lightning Source LLC
Chambersburg PA
CBHW032210220526
45472CB00018B/652